LEÇONS
DE
CLINIQUE CHIRURGICALE

PROFESSÉES A L'HÔTEL-DIEU DE LYON

PAR

M. A. DESGRANGES

RECUEILLIES PAR MM. LES DOCTEURS

L. SÉRULLAZ,	F. CHRISTOT,
Chef de clinique chirurgicale, lauréat de l'Académie de médecine, ancien chef de clinique obstétricale, ancien interne des hôpitaux de Lyon, membre de la Société des Sciences médicales de cette ville	Lauréat et ancien prosecteur de l'École de médecine, ancien interne des hôpitaux de Lyon, membre de la Société des Sciences médicales de cette ville

---

PREMIER FASCICULE

I. — TUMEURS ABDOMINALES. II. — CORPS ÉTRANGERS DU GENOU.
III. — TUMEURS DU SEIN.

PARIS
J.-B. BAILLIÈRE ET FILS
LIBRAIRES DE L'ACADÉMIE IMPÉRIALE DE MÉDECINE
Rue Hautefeuille, 19, près le boulevard Saint-Germain.

LONDRES	NEW-YORK	MADRID
Hippolyte Baillière,	Baillière brothers,	C. Bailly-Baillière,

LEIPZIG, E. JUNG-TREUTTEL, QUERSTRASSE, 10.

1867

LEÇONS
DE CLINIQUE CHIRURGICALE
DE M. LE PROFESSEUR DESGRANGES.

TRAVAUX DU MÊME AUTEUR :

De la transfusion du sang à propos d'un nouveau cas suivi de guérison (en collaboration avec M. Devay).

Mémoire sur le traitement de la chute de l'utérus, par une méthode nouvelle.

Mémoire sur un nouveau procédé de cheiloplastie.

Mémoire sur la cautérisation appliquée aux polypes vaso-pharyngiens.

Du traitement des varices et des hémorrhoïdes par les injections de perchlorure de fer.

Etude comparative de la liqueur iodo-tannique et du per-chlorure de fer.

Du traitement des varices par les injections de liqueur iodo-tannique.

Observation de kyste hématique du cou, guéri par excision.

Deux observations d'ovariotomie, suivies de guérison.

Quels progrès la chirurgie doit-elle au périoste ?

De l'expectation en chirurgie.

Du suicide au point de vue médico-physiologique.

Considérations sur l'assistance publique en France et en Angleterre.

LEÇONS
DE
CLINIQUE CHIRURGICALE

PROFESSÉES A L'HÔTEL-DIEU DE LYON

PAR

M. A. DESGRANGES

RECUEILLIES PAR MM. LES DOCTEURS

L. SÉRULLAZ,
Chef de clinique chirurgicale, lauréat de l'Académie de médecine, ancien chef de clinique obstétricale, ancien interne des hôpitaux de Lyon, membre de la Société des Sciences médicales de cette ville.

F. CHRISTOT,
Lauréat et ancien prosecteur de l'École de médecine, ancien interne des hôpitaux de Lyon, membre de la Société des Sciences médicales de cette ville.

PREMIER FASCICULE.

I. — Tumeurs abdominales. II. — Corps étrangers du genou. III. — Tumeurs du sein.

PARIS
J.-B. BAILLIÈRE et FILS
LIBRAIRES DE L'ACADÉMIE IMPÉRIALE DE MÉDECINE
Rue Hautefeuille, 19, près le boulevard Saint-Germain.

LONDRES	NEW-YORK	MADRID
Hippolyte Baillière,	Baillière brothers,	C. Bailly-Baillière,

LEIPZIG, E. JUNG-TREUTTEL, QUERSTRASSE, 10.

1867

AVANT-PROPOS.

L'enseignement clinique, toujours le même au fond, quel qu'en soit le théâtre, présente néanmoins dans la forme de notables différences, suivant la méthode adoptée. Des professeurs du plus haut mérite commencent chaque leçon par l'historique abrégé des malades entrés dans les salles ou sortis du service ; puis vient l'exposé du cas qui fait l'objet essentiel de la séance et, en dernier lieu, l'opération que l'affection réclame. D'autres ne parlent que des malades qui doivent être opérés, en s'apesantissant sur des détails pratiques, intéressants sans doute, mais qui ne peuvent être bien saisis que par des élèves très-avancés ou par des hommes déjà aux prises avec les difficultés professionnelles. D'autres spécialisent davantage leur enseignement, suivent de préférence un ordre de maladies et s'en tiennent à une dissertation orale si les sujets font défaut à un moment donné.

Au sein d'une Faculté et surtout au milieu d'une grande ville, toutes les méthodes sont bonnes, car toutes peuvent être utiles. Les besoins sont multiples, les aptitudes diverses; l'instruction est plus élevée; chacun peut suivre avec fruit la ligne que lui trace son goût et ses tendances.

Dans une *Ecole préparatoire*, une pareille latitude n'est plus possible; elle aurait même de sérieux inconvénients. En effet, l'auditoire, pour la plupart, en est à ses débuts ; lui parler comme on pourra le faire plus tard, ce serait se tromper de date et fatiguer inutilement son attention. *Simplicité* et *clarté*: voilà, je crois, tout le secret d'un enseignement fructueux donné à de jeunes élèves.

Pour obtenir un résultat si désirable, j'ai toujours eu soin de faire venir à l'amphithéâtre des leçons tous les malades qui pouvaient y être transportés sans dommage, afin de décrire l'affection sous les yeux mêmes des élèves, complétant au besoin la symptomatologie pour rendre le tableau plus instructif. Les malades restés au lit devenaient le sujet d'un examen attentif au moment des visites; les explorations étaient répétées par les assistants toutes les fois que les circonstances le permettaient.

Dans l'espoir d'atténuer les difficultés inhérentes au diagnostic, j'ai constamment fait tracer à la craie de grands tableaux synoptiques donnant en résumé les caractères des affections voisines; sortes d'esquisses en petit d'un grand cadre pathologique.

L'anatomie pathologique a toujours été l'objet d'une attention spéciale; chaque tumeur, chaque pièce a été étudiée avec soin, et les dessins histologiques ont été reproduits sur une grande échelle.

Lorsqu'il s'est agi d'établir le pronostic d'une opération, j'ai toujours mieux aimé produire des statistiques que de donner des appréciations générales, peu utiles parce qu'elles sont toujours très-vagues.

Ma préoccupation constante a donc été de m'adresser aux yeux autant et plus qu'à l'ouïe, de fournir des documents qui recueillis et étudiés à loisir fissent bien connaître une affection donnée et celles qui l'avoisinent.

Je n'avais point songé à livrer ces leçons à la publicité, malgré l'avis que j'en avais reçu de quelques auditeurs bienveillants; mais toute hésitation a dû cesser devant l'initiative de mes jeunes confrères, MM. Sérullaz et Christòt, qui se sont chargés de rédiger le cours et d'en diriger l'impression. J'ai accepté leur dessein d'autant plus volontiers que je connais l'excellent esprit qui les distingue. Bien des fois je me suis loué de leur savoir et de leur zèle dans la préparation de mes leçons; souvent leur érudition m'a facilité les recherches que je devais faire pour préciser des citations.

Je prie donc mes chers collaborateurs de recevoir mes sincères remerciments; je leur exprime aussi toute ma satisfaction pour la reproduction fidèle qu'ils ont donnée de mon enseignement.

Lyon, le 16 février 1857.

DESGRANGES.

LEÇONS
DE CLINIQUE CHIRURGICALE

DE M. LE PROFESSEUR DESGRANGES.

I. — TUMEURS ABDOMINALES.

Présentation d'une malade opérée d'ovariotomie au mois de septembre 1862; détails opératoires; suites immédiates et suites éloignées de l'opération; ascite par corps fibreux de l'utérus. — Etude anatomique du kyste enlevé chez cette malade et d'un second kyste ovarique extirpé avec succès au mois de décembre 1865.

Diagnostic différentiel des tumeurs abdominales en général. — De la paracentèse abdominale; son opportunité et ses dangers.

I.

Messieurs,

Nous avons dans le service, couchée au n° 14 de la salle Ste-Anne, une malade sur laquelle je désire appeler votre attention et qui vous offrira, je n'en doute pas, une étude intéressante.

Voici, résumée à grands traits, son observation :

Anne V......, âgée de 38 ans, d'une constitution bonne encore, quoique déjà atteinte par l'affection qui l'amène dans nos salles, subit au mois de septembre 1862 l'opération de l'ovariotomie pour un kyste volumineux de l'ovaire droit. Le début du mal datait de dix-huit mois, sa marche avait été très-rapide et l'accroissement menaçant de la tumeur avait déterminé la malade à recourir à l'intervention chirurgicale. Au moment où je l'examinai, je trouvai l'abdomen considérablement distendu par deux masses inégales, situées l'une dans l'hypogastre sur la ligne médiane, l'autre principalement dans le flanc droit d'où elle s'irradiait dans la région ombilicale et dans l'hypochondre droit. La fluctuation était obscure. Le toucher vaginal donnait la certitude que l'utérus avait conservé son indépendance. Les parois abdominales se déplaçaient facilement sur la tumeur, si ce n'est au niveau du flanc droit, où la malade accusait nettement un point douloureux fixe, remontant à trois mois environ. La masse intestinale se trouvait confinée à l'hypogastre, à l'hypochondre gauche et dans le flanc correspondant.

L'état général était déjà menacé, bien que le mal ne fût pas de date ancienne. Des troubles digestifs, s'aggravant tous les jours, faisaient craindre une altération rapide de la constitution. Enfin des accès fébriles, revenant périodiquement le soir, et des douleurs locales plus aiguës me confirmèrent dans l'idée qu'il pourrait bien se faire quelque travail inflammatoire du côté de la tumeur ou de son enveloppe péritonéale. En résumé les conditions dans lesquelles Anne V..... se présentait à cette époque étaient les suivantes :

Kyste multiloculaire ; liquide probablement épais, à cause du peu de netteté de la fluctuation ; évolution rapide ; santé générale encore bonne malgré un affaiblissement notable de la constitution.

En face de cet état pathologique complexe, je n'hésitai pas sur le choix des moyens, je m'arrêtai à l'idée de l'extirpation de l'ovaire malade.

L'opération fut pratiquée le 10 septembre 1862, en ville, loin de tout foyer nosocomial.

Après éthérisation préalable, je fis : 1º une incision de 18 centimètres sur la ligne médiane. L'incision porta successivement sur les différentes couches de la paroi abdominale, y compris le péritoine que je divisai avec précaution sur la sonde cannelée ;

2º Je ponctionnai, à l'aide du trocart de M. Charrière, la poche hypogastrique, qui donna issue à une grande quantité de pus crémeux, bien lié.—La membrane kystique très-friable se déchira sous l'effort de pénétration de l'instrument, et le liquide serait inévitablement tombé dans l'abdomen, sans une pression habilement ménagée à l'angle inférieur de la plaie. Des adhérences établies entre le kyste et la paroi abdominale, sur une surface de 20 centimètres environ, s'opposant à ce qu'on pût attirer au dehors la poche incomplètement vidée, j'introduisis alors la main dans la cavité abdominale et je parvins à les rompre, presque sans hémorrhagie;

3° J'évacuai la seconde poche avec le même trocart. Il s'échappa par la canule un liquide fortement albumineux et de nuance chocolat. Des tractions méthodiques amenèrent toute la tumeur au dehors. L'exploration de la cavité péritonéale me démontra alors qu'il n'existait pas d'autre tumeur abdominale et que l'ovaire gauche avait conservé sa parfaite intégrité anatomique;

4° Le clamp de M. Charrière servit à étreindre solidement le pédicule que je coupai à quelques centimètres de l'instrument, et je le fixai à l'angle inférieur de la plaie;

5° Cette dernière fut réunie dans ses parties profondes à l'aide de quatre points de suture entortillée, et dans ses parties superficielles par quatre autres points de suture métallique, alternant avec les précédents.

Une syncope profonde, dont il fut cependant facile de tirer la malade a été le seul accident qui soit venu troubler le cours de l'opération.

Les suites immédiates de cette ovariotomie furent simples. Une réaction générale franche se manifesta cinq heures après l'opération. La soif fut vive pendant les premiers jours qui suivirent l'ablation de la tumeur. Le pouls oscilla entre 90, 95, 105, 110 et 118. Une grande difficulté dans la miction obligea de pratiquer le cathétérisme pendant trois jours seulement. Le 19 septembre, neuf jours après l'opération, le pouls tombait à 72.

L'état de la malade devenait de jour en jour plus satisfaisant. — Pas d'accident du côté de l'abdomen, si ce n'est quelques coliques légères se jugeant par l'expulsion de gaz intestinaux. Réunion par première attention des parties profondes de la plaie. — Suppuration peu abondante des parties superficielles. Chute du clamp, le onzième jour de l'opération. Au seizième jour, formation de deux petits abcès dans les lèvres de la plaie; ils guérirent rapidement. Apparition des règles au vingt-neuvième jour; elles coulèrent abondantes et normales.

Le 13 octobre, la malade se lève; le 18, elle peut faire une promenade en voiture. Le 3 novembre, elle est présentée à la Société de médecine. La guérison était complète.

Je mets sous vos yeux la tumeur que portait Anne V..... Bien qu'elle soit considérablement réduite par la dessiccation, vous pouvez cependant en prendre une idée assez exacte. Elle se compose de deux loges volumineuses qui contenaient au moins dix litres de liquide. La circonférence, mesurée suivant le plus grand diamètre, n'offrait pas moins de 82 centimètres. Les parois sont épaisses, irrégulières, fibro-cartilagineuses sur certains points. Le pédicule avait de 8 à 10 centimètres de longueur. Des vaisseaux volumineux s'irradiaient de ce dernier dans toute l'étendue de la membrane kystique.

Voici maintenant une seconde tumeur ovarique que j'ai extirpée avec succès, au mois de novembre de l'année dernière, sur une jeune fille de 21 ans. Chez cette seconde malade, comme chez Anne V...., l'ovariotomie était pleinement légitimée. Une ponction pratiquée au mois de septembre de la même année avait évacué un liquide brun, très-épais, chargé de globules sanguins altérés. Ce dernier se reproduisit avec une menaçante rapidité et l'état local aussi bien que les atteintes profondes portées à l'état général rendirent indispensable une intervention radicale. L'opération fut simple, malgré des adhérences très-étendues à l'épiploon. Les suites furent elles-mêmes d'une merveilleuse simplicité, et vingt-huit jours seulement suffirent à une complète guérison.

La tumeur, que vous avez sous les yeux, montre deux kystes surajoutés, qui ne contenaient pas moins de 18 litres de liquide. De ces deux kystes, l'un très-volumineux était situé à droite dans l'abdomen, l'autre d'un volume beaucoup plus restreint occupait le côté gauche. Une injection au collodion et à l'aniline, faite avec succès, permet d'appréciser la richesse vasculaire de la tumeur, qui tirait quelques-uns de ses vaisseaux de ses adhérences avec l'épiploon, mais le plus grand nombre de son propre pédicule.

Revenons maintenant à notre première ovariotomisée, et suivons-la depuis son opération jusqu'à son entrée à l'Hôtel-Dieu.

Pendant trois ans, elle eut une santé générale bonne, troublée cependant par des malaises sur lesquels je désire vous donner quelques détails.

Après son opération, Anne V..... fit usage d'une ceinture abdominale, présentant à sa partie antérieure une large pelote concave, exactement moulée sur la région sous-ombilicale. Cette ceinture était destinée à soutenir la paroi de l'abdomen au niveau de la cicatrice et à s'opposer aux éventrations qui auraient pu se produire dans les efforts un peu considérables. Malgré cette précaution, la malade n'a pu se soustraire aux accidents de cette nature. Ainsi, vers la fin de septembre 1865, elle commet la grave imprudence de faire un violent effort en essayant de soulever un matelas volumineux. Immédiatement, douleurs vives à l'hypogastre comparables à un sentiment de déchirure. Repos forcé au lit; douleurs s'irradiant dans l'abdomen; sensibilité au toucher; ballonnement léger, fièvre (cataplasmes de farine de lin; frictions avec l'onguent napolitain). Cet état persista avec une certaine intensité pendant quinze jours ; mais le repos fut encore de rigueur pendant un mois.

Deux mois après ces symptômes de péritonite localisée, apparition d'une tumeur ovoïde, sonore, très-rénitente, au bas de la cicatrice à droite. Cette tumeur se réduisait sans peine et sans douleur. Elle était grosse comme la moitié d'un œuf de poule. Le bandage sous-ombilical fut modifié de façon à bien contenir cette hernie, et quinze jours après les mouvements redeviennent libres et le ventre indolore.

Si ce n'est pendant cette dernière complication, Anne V..... a toujours pu se livrer aux travaux pénibles de son ménage, sans ressentir de fatigue réelle. La marche s'effectuait facilement. Toutefois, quand elle était trop prolongée, elle occasionnait des coliques hypogastriques et une sensation parfois très-désagréable de tiraillement dans les régions inférieures de l'abdomen. Fréquemment les intestins étaient distendus par des gaz dont l'expulsion ne se faisait pas sans douleur et sans difficulté. Cette difficulté augmentait même après un exercice prolongé ou une fatigue plus grande que de coutume. La marche longtemps continuée eut bien des fois ce résultat. Les tiraillements exercés sur la partie terminale de l'intestin par le pédicule, dans les mouvements à grands efforts musculaires, rendent compte de ces troubles fonctionnels.

La menstruation s'est toujours effectuée avec beaucoup

de régularité et, encore aujourd'hui, les règles coulent abondamment et sans douleur.

Une particularité curieuse, c'est que, pendant les six mois qui ont suivi l'opération, il s'est formé très-régulièrement, à chaque époque menstruelle, au niveau du pédicule ovarique, un petit abcès. Il ne dépassait jamais le volume d'une noisette, se formait rapidement et sans douleur, s'ouvrait et se vidait de même. Six à huit jours suffisaient à son évolution pathologique. Ces collections purulentes mensuelles devançaient toujours l'époque de l'écoulement cataménial, et cela avec une telle exactitude que la malade pouvait prédire, avec une grande précision, le moment de l'apparition de ses règles. Au septième mois qui suivit l'opération, cet accident disparut et il ne s'est pas montré depuis lors. Il doit être attribué, selon toute probabilité, à l'état fluxionnaire où se trouvaient plongés, à chaque période menstruelle, la sphère génitale, une partie de la cicatrice et le pédicule lui-même. Il est aussi possible que les tractions exercées sur la cicatrice, à l'aide du pédicule, par le corps de l'utérus, dont la congestion augmentait le volume, aient été pour quelque chose dans la production de ces collections purulentes.

Malgré ces malaises, le résultat éloigné de cette ovariotomie pouvait être envisagé comme satisfaisant, lorsqu'au mois de décembre de l'année dernière, Anne V..... s'aperçut que le ventre recommençait à grossir, non plus cette fois d'un côté seulement, comme à l'époque du développement du kyste, mais bien d'une façon uniforme. Les douleurs n'étaient point localisées du côté gauche du ventre; elles occupaient au contraire l'hypogastre et le côté de l'ovaire extirpé. Ce sont les progrès incessants de cette intumescence abdominale qui ramènent la malade dans nos salles.

La paroi abdominale porte sur la ligne médiane, au-dessous de l'ombilic, la cicatrice de l'opération. Cette cicatrice ne mesure plus que de 11 à 12 centimètres; elle s'est donc rétractée de 3 ou 4 centimètres depuis le jour de l'extirpation du kyste. Elle est blanchâtre, légèrement froncée sur différents points, et nullement ombiliquée au niveau du pédicule. Souple et élastique, elle est indolore à la pression et offre sur son pourtour une zone indurée large et résistante. Sa surface présente plusieurs saillies qui sont dues à des éventrations incomplètes, que la ceinture sous-ombilicale maintient parfaitement réduites.

Quand la malade est dans la station verticale, c'est surtout vers l'hypogastre et les flancs que l'intumescence abdominale est le plus prononcée. Dans le décubitus dorsal, la palpation permet d'apprécier: 1° la mollesse générale du ventre, dont les parois se dérobent et fuyent rapidement sous la main qui la déprime; 2° une fluctuation des plus manifestes et des plus faciles à produire.

C'est donc un liquide qui soulève ainsi la paroi abdominale. Mais est-il libre dans la cavité péritonéale et consti-

tue-t-il une ascite, ou bien est-il renfermé dans une poche
indépendante et n'est-ce point alors un kyste développé
aux dépens de l'ovaire gauche?

Déjà, ce que nous avons dit tout à l'heure du mode de
développement de l'abdomen n'est pas favorable à cette
dernière hypothèse et un examen plus approfondi la rend
même tout à fait inadmissible. En effet, non-seulement
l'accroissement abdominal n'a point été localisé, comme
dans les cas de tumeurs ovariques, mais vous pouvez voir
maintenant, la malade étant dans le décubitus dorsal, comme
vous l'avez vu quand elle se trouvait dans la station verticale, que les flancs sont uniformément saillants. Et plus
encore, si nous faisons coucher la malade sur le côté droit,
nous voyons le flanc de ce côté se remplir et le flanc gauche se vider; si au contraire la malade prend le décubitus
latéral gauche, le flanc de ce côté se remplit au détri-
ment du flanc droit qui s'efface.

La percussion ne donne pas des renseignements moins
positifs : sonorité du flanc élevé, matité du flanc abaissé ;
sonorité ombilicale dans le décubitus dorsal et matité des
flancs, matité ombilicale dans le décubitus latéral et sonorité dans le flanc élevé. En un mot, la sonorité se montre
dans les parties élevées, la matité dans les parties déclives.
L'intestin peut donc suivre fidèlement ainsi que le liquide,
chacun à leur manière, les différentes positions que nous
imprimons au ventre de la malade : le premier gagne

invariablement les régions les plus élevées, le second les régions les plus basses.

Ces phénomènes ne s'observent que dans les cas où le liquide est librement épanché dans la cavité péritonéale. Dans ceux où il est confiné par une poche ovarique, les résultats de l'examen auquel nous venons de nous livrer sont complètement opposés. Enfin il reste un signe diagnostique capital qui à lui seul, j'en suis sûr, suffirait pour porter la conviction dans vos esprits. Cette malade est réglée et de plus très-régulièrement réglée. Or, vous n'ignorez pas que la menstruation est un acte physiologique indissolublement lié à l'ovulation, et que l'ovulation elle-même n'est possible qu'à la condition qu'un ovaire au moins ait conservé son intégrité anatomique. Si donc cette malade est menstruée et très-normalement menstruée, c'est que l'ovaire gauche jouit encore de ses aptitudes physiologiques, qui ne seraient pas compatibles avec une altération organique, comparable surtout à celle que nous mettons en avant dans notre hypothèse. Nous n'avons donc pas affaire ici à une hydrovarie, mais bien à une accumulation de sérosité dans le péritoine, disons le mot, *à une ascite.*

Toutefois, je considère ce diagnostic comme encore incomplet, et je dois rechercher avec vous à quelle cause peut tenir cette production de sérosité péritonéale. — En explorant plus minutieusement l'abdomen, nous ne tardons pas à découvrir, à gauche, dans le bassin, une tumeur qu'on peut même saisir, sans difficulté, entre les doigts. Sa consistance, sa dureté, ses bosselures rappellent involontairement l'idée d'un corps fibreux, et le toucher vaginal vient corroborer cette opinion. Il fait apprécier que si le col est sain, le corps de l'utérus est considérablement augmenté de volume, et que la tumeur en est tellement dépendante qu'elle suit invariablement cet organe dans tous les mouvements que l'index lui imprime. Les mouvements d'ascension sont ceux qui rendent plus évidente cette intime solidarité de l'utérus et de la masse pathologique.

Ce néoplasme utérin entraîne à sa suite des troubles fonctionnels qui sont autant de précieuses indications pour le diagnostic. La vessie présente des signes non équivoques de compression et son rôle d'agent évacuateur est singulièrement gêné depuis quelque temps surtout. La malade est obsédée de fréquentes envies d'uriner, qui se renouvellent jusqu'à douze et quinze fois par jour. Ces envies deviennent plus fréquentes dans la position verticale. Le décubitus dorsal amende ces troubles fonctionnels, mais il arrive cependant à Anne V..... de perdre involontairement son urine, quand elle fait des mouvements brusques dans son lit, quand par exemple elle passe rapidement du décubitus dorsal au décubitus latéral. Ces symptômes s'accompagnent eux-mêmes de pesanteur continuelle à l'hypogastre.

Vous n'avez pas méconnu, Messieurs, la relation intime qui existe chez cette malade entre la tumeur utérine et l'épanchement péritonéal. Ce dernier n'est bien évidemment qu'une lésion secondaire, et je ne crois pas dépasser les limites de la certitude diagnostique à laquelle m'autorise la précédente discussion, en posant comme diagnostic, sinon absolument certain, au moins très-probable : *Ascite par corps fibreux de l'utérus.*

Le pronostic d'une pareille affection est grave. Le liquide ascitique augmente incessamment et bientôt il faudra intervenir à l'aide de la paracentèse abdominale. Toutefois, à l'heure qu'il est, l'opération est loin d'être urgente, et Anne V....., qui en est avertie, demande à quitter l'hôpital. Je ne m'oppose pas à sa sortie, mais j'ai la triste certitude que bientôt elle nous reviendra dans un état plus grave et qu'alors la ponction ne saurait être différée. Je n'ai pas besoin de vous dire combien cette ressource est précaire et combien peu elle doit inspirer de confiance pour la guérison. Cette dernière est d'autant moins probable que l'évacuation de la poche péritonéale ne s'adresse qu'à un phénomène d'ordre secondaire et qu'elle laisse subsister indemne l'affection utérine, cause de l'effusion séreuse. Ensuite, et ce n'est point une crainte illusoire, car ce phénomène s'observe après le plus grand nombre de ponctions abdominales, il est fort à redouter que le liquide ascitique ne se reproduise plus rapidement qu'avant l'opération. Ce retard probable et périodique du fluide péritonéal laisse en perspective une série d'opérations successives, qui malheureusement n'empêcheront pas que les matériaux soustraits en si grande abondance à l'organisme ne finissent par l'épuiser lentement, progressivement, pour l'éteindre enfin, après un temps plus ou moins long.

II.

Je ne veux pas laisser passer, Messieurs, l'occasion qui s'offre aujourd'hui d'étudier avec vous la question si intéressante mais si compliquée du diagnostic différentiel des tumeurs abdominales. Vous le savez, le problème que je vous propose est un des plus difficiles de la chirurgie; sa complexité n'a d'égale que son étendue. Pour en faciliter l'étude et vous la présenter dans son ensemble autant que la nature du sujet le permet, j'ai résumé, sous forme de tableau, les principaux signes de diagnostic différentiel. J'espère que cet exposé, aussi fidèle que possible et qui s'adresse aux tumeurs les plus fréquentes, vous sera d'un utile secours et pourra vous servir de guide quand vous vous trouverez en face des cas embarrassants et difficiles de la pratique.

DIAGNOSTIC DE L'ASCITE ET DES KYSTES DE L'OVAIRE.

PREMIER TABLEAU.

A. — Ascite. — Développement abdominal général, uniforme; — matité aux parties déclives; — sonorité aux parties élevées; — forme variable suivant les attitudes; — ondulation.

B. — Kyste uniloculaire. — Tumeur globuleuse plus ou moins arrondie, proéminente; — flancs peu saillants, fréquemment sonores; — ombilic mat; — même forme en diverses positions; — fluctuation évidente.

C. — Kyste multiloculaire. — Tumeur plus ou moins arrondie, lobulée; — sillons, sinuosités; — fluctuation peu marquée; — quelquefois masses solides.

D. — Cystosarcome. — Ressemble aux kystes; — mais tumeur bosselée, dure; — fluctuation nulle.

E. — Adhérences. — Kyste peu mobile; — parois abdominales peu mobiles; — utérus peu mobile (?) — douleur localisée, variant suivant les attitudes.

A. — 1° Le mode de production de l'*ascite* peut, à lui seul, fournir d'utiles présomptions pour le diagnostic différentiel. *La tuméfaction du ventre n'est point limitée au début*; elle ne se localise pas dans telle ou telle région déterminée, mais elle s'étend à tout l'abdomen. Cet accroissement de volume est ordinairement progressif, plus ou moins rapide, jamais assez cependant, au moins dans la majorité des cas, pour que les malades ne puissent se rendre compte du mode d'apparition de la tumeur. Aussi leurs renseignements sont-ils précieux à recueillir.

2º La sérosité ascitique tend par son seul poids à s'accumuler dans les parties les moins élevées de la poche péritonéale, et cette tendance constante du liquide va vous fournir des signes diagnostiques de la plus haute valeur. *Si vous percutez les régions les plus déclives, vous obtenez de la matité,* et cela quelles que soient les positions que vous fassiez prendre au malade.

3º Mais si le liquide est dirigé par son propre poids vers telle ou telle partie de la cavité abdominale, les anses intestinales, qui ont une pesanteur relative bien moins considérable, surnageront à la surface de la couche séreuse et occuperont par conséquent les points les plus élevés de l'abdomen. Ce phénomène, purement physique, se produira d'autant plus complet que les intestins renfermeront plus de gaz et qu'ils auront un poids moins considérable sous un plus grand volume. La conséquence de ce phénomène sera *une sonorité qui se manifestera à l'ombilic et à l'épigastre si le malade est couché sur le dos; dans le flanc droit si le malade est placé dans le décubitus latéral gauche, dans le flanc gauche si le malade est couché sur le flanc droit.* En un mot, quelle que soit l'attitude, vous produirez par la percussion de la sonorité dans les régions élevées et de la matité dans les régions déclives.

4º Un caractère non moins important pour le diagnostic différentiel de l'ascite se tire des *variations de forme que subit l'abdomen dans les changements d'attitudes.* Si le malade est dans le décubitus dorsal, les flancs deviennent

2

saillants; s'il est dans le décubitus latéral gauche, c'est le flanc droit qui s'affaisse et le gauche qui proémine; le contraire se passe quand, au lieu d'être placé dans le décubitus latéral gauche, le malade se place dans le décubitus latéral droit.

5° Il reste enfin un signe auquel on a, de tout temps, accordé une valeur méritée. Il est produit par le déplacement du liquide opéré dans certaines conditions. Pour le percevoir, le malade étant couché sur le dos, on place la face palmaire d'une main sur l'un des flancs, tandis qu'avec l'autre on donne de petits coups à l'autre extrémité du diamètre abdominal. La main qui est fixée aux parois reçoit alors la sensation du choc liquide. *Ce phénomène porte le nom d'ondulation.*

Bien que ces signes paraissent très-nets, il faut s'attendre cependant à être plus d'une fois embarrassé pour le diagnostic de l'ascite. C'est surtout avec des hydropisies enkystées de l'ovaire qu'on est exposé à la confondre, et, parmi les kystes ovariques, ce sont les kystes uniloculaires qui offrent à l'examen clinique les difficultés les plus sérieuses.

B. — 1° *Ces kystes uniloculaires* se présentent à l'observation sous l'aspect de tumeurs globuleuses ou ovoïdes, à forme régulière, sans saillies ni dépressions. La main qui les explore à travers la paroi abdominale les trouve lisses sur toute la surface accessible à l'exploration. *Cette même paroi abdominale est soulevée dans une portion limitée de son étendue.* La tumeur proémine dans une région marquée à l'avance, et cette proéidence de la masse pathologique peut à elle seule faire soupçonner l'existence d'un kyste.

2° *Les flancs font peu de saillie*; quelquefois même ils sont déprimés. Ils ne s'évasent pas dans le décubitus dorsal comme cela s'observe dans les épanchements séreux intra-péritonéaux. Fréquemment les intestins sont confinés dans leur profondeur, où la percussion les décèle aisément.

3° La tumeur ovarique, en se développant, refoule les organes avec lesquels elle se trouve en contact. Elle se porte dans les régions où elle éprouve le moins de résistance; aussi ne tarde-t-elle pas à atteindre l'ombilic. Ce mode de migration de la masse pathologique explique *la matité ombilicale.*

4° En outre, quelle que soit la position que prennent les malades, *toujours la forme de l'abdomen reste la même.* Ce fait est très-naturel, puisque le liquide est limité par une poche résistante, qui reste indifférente aux variations de position qu'on lui imprime.

5° Dans les kystes uniloculaires, *la fluctuation est presque toujours évidente* ; mais cette évidence même a ses degrés, variables avec l'épaisseur de la membrane kystique, avec celle des parois abdominales et plus encore peut-être avec la nature du liquide pathologique. Que ce dernier soit visqueux, filant, très-fortement albumineux, il obéira mal aux pressions exercées sur lui, quand on essaye de produire le phénomène de la fluctuation. Aussi, loin d'avoir la sensation d'un choc brusque, on a celle d'un soulèvement sinon imperceptible au moins très-obscur. Les chirurgiens exercés savent bien apprécier ces différentes nuances, et, d'après l'examen extérieur, ils peuvent, jusqu'à un certain point, se prononcer sur la nature du liquide. Il me paraît superflu de rappeler ici l'utilité de cette étude ; vous connaissez trop bien de quelle énorme importance est, au point de vue du traitement, la connaissance exacte des propriétés du contenu ovarique.

C. — 1° *Les kystes multiloculaires* sont loin d'affecter la régularité de ceux que je viens de décrire. Quoique la forme générale des premiers soit encore plus ou moins arrondie, surtout quand ils atteignent un volume considérable, l'exploration ne tarde pas à trahir à la surface *des saillies lobulées, d'une régularité variable*, produites par les poches qui composent la masse kystique.

2° Entre ces éminences lobulées de la membrane se trouvent des *sillons de séparation*, auxquels correspondent des *sinuosités et des dépressions*, qui sont fréquemment appréciables à l'œil, mais qui le deviennent bien davantage au palper abdominal. Ce signe est assurément précieux pour le diagnostic ; toutefois il faut ajouter qu'il est impossible, dans la plupart des cas, d'obtenir des notions précises sur le nombre des poches, l'examen ne pouvant porter que sur la zone la plus antérieure de la tumeur, tandis que la zone profonde est à peu près complètement inaccessible à ce moyen d'investigation.

3° *La nature même de ces tumeurs s'oppose à une fluctuation bien franche.* Sans parler du liquide, qui peut être et qui est souvent très-visqueux, toutes les poches qui l'isolent ne permettent guère qu'une fluctuation par place, et le choc liquide se perd insensiblement sur les parois interloculaires quand on essaye de le produire aux extrémités des grands diamètres de la tumeur.

4° Enfin, ces kystes se compliquent parfois *de masses solides* qu'on reconnaît à l'irrégularité plus grande de la tumeur et surtout aux différences de consistance qu'elle présente dans ses diverses parties constituantes.

D. — 1° *Le cystosarcome* ne diffère guère des kystes multiloculaires que par la *prédominance de l'élément solide*, aussi ces deux néoplasmes ont-ils ensemble de grandes ressemblances cliniques. Cependant le cystosarcome se présente sous l'aspect d'une tumeur *plus irrégulière, plus bosselée, d'une consistance plus ferme, pouvant aller jusqu'à la dureté du squirrhe.*

2° Bien qu'il présente le plus souvent des points ramol

lis et des kystes de petite dimension, la *fluctuation y est généralement nulle.*

E. — 1° L'existence d'un kyste une fois reconnue, on doit encore se demander quels sont les rapports intimes qu'il a contractés dans l'abdomen. En d'autres termes, il faut s'assurer *s'il est libre ou si au contraire il est adhérent.* Un kyste ovarique qui n'obéira qu'indocilement aux mouvements qu'on lui imprime, pourra avoir contracté *des connexions, soit avec les parois abdominales (adhérences pariétales), soit avec les organes contenus dans la cavité péritonéale (adhérences viscérales).*

2° On reconnait que la paroi abdominale est libre d'adhérence à son *facile glissement sur la tumeur et à la complète indépendance de la cicatrice ombilicale.*

Plusieurs procédés s'offrent au chirurgien pour s'assurer de la non-adhérence de la paroi de l'abdomen avec le kyste. Le premier consiste à imprimer des mouvements de glissement à la paroi abdominale sur la masse péritonéale. Ce procédé peut donner des notions importantes; mais il en est un autre qui se présente pour ainsi dire de lui-même. Il est lié à l'étude des mouvements respiratoires.

Lorsque la tumeur ovarique n'est pas adhérente à la paroi abdominale, au moins dans une grande étendue, que son pédicule est doué d'une longueur et d'une mobilité suffisantes, qu'il n'y a pas d'enclavement pelvien, pourvu, bien entendu, que son volume ne dépasse pas de trop fortes proportions, elle suit assez les mouvements d'impulsion que lui imprime à chaque acte respiratoire la voûte musculaire du diaphragme. On observe alors une véritable progression de la masse pathologique, progression d'autant plus évidente que les rapports du contenant, qui est la cavité péritonéale, avec le contenu, qui est le kyste, sont moins intimes. Pendant ce déplacement, toutes les irrégularités de la tumeur s'effacent plus ou moins, et le ventre devient d'autant plus régulier qu'on est plus près du moment où l'abaissement de la voûte diaphragmatique va être porté à son maximum. Cette exploration, essentiellement physiologique, doit se faire la malade étant dans le décubitus dorsal. Elle peut être d'un grand secours au chirurgien quand les autres moyens de diagnostic ne sont pas parvenus à dissiper ses doutes.

3° Le toucher vaginal fait apprécier *le plus ou moins de mobilité de l'utérus*. Si l'utérus est fixe, il y a de grandes chances pour qu'il soit adhérent, cependant il peut être comprimé seulement par la masse kystique qui le tient immobile, sans affecter avec lui d'autres rapports que des rapports de contact. D'un autre côté, il peut avoir conservé une certaine liberté de mouvement, soit que les adhérences soient lâches et celluleuses, soit que le kyste ait un volume peu considérable.

Le toucher vaginal vous instruira également des connexions de la tumeur avec le péritoine ou les autres organes du petit bassin. L'enclavement du kyste dans cette cavité, l'impossibilité où l'on se trouve de la repousser au-dessus du détroit supérieur et de produire ainsi une sorte de ballottement sont des moyens utiles de diagnostic qu'il faut bien se garder de négliger.

4° La formation des adhérences est toujours accompagnée d'un *certain degré d'inflammation, aussi est-il rare qu'elles se forment sans entraîner à leur suite quelques phénomènes nerveux.* Les douleurs qu'elles occasionnent sont remarquables par leur fixité, et, chez Anne V....., ce caractère permit de diagnostiquer des adhérences au niveau de l'hypochondre droit. Les douleurs augmentent quand on imprime des mouvements à la tumeur, et quelquefois même les manœuvres de déplacement permettent de rapporter à tel ou tel organe (foie, estomac, rate, etc.) des points douloureux qui ne paraissaient pas nettement localisés de prime abord.

DIAGNOSTIC DES TUMEURS ABDOMINALES.

DEUXIÈME TABLEAU.

A. — GROSSESSE. — Suppression des règles; — tumeur médiane, globuleuse, régulièrement progressive; — col utérin ramolli; — ballottement; — mouvements du fœtus à quatre mois et demi; — battements du cœur fœtal.

B. — Mole hydatique. — Tumeur globuleuse, médiane; — développement plus rapide; — col ramolli; — ni ballottement, ni mouvements, ni battements cardiaques.

C. — Hydrométrie. — Tumeur globuleuse; — col ramolli; — fluctuation; — ni ballottement, ni mouvements, ni battements; — expulsion de liquide.

D. — Grossesse extra-utérine. — Tumeur abdominale, irrégulière, bosselée; — mouvements; — col utérin peu ou pas modifié.

E. — Hématocèle rétro-utérine. — Apparition à une période menstruelle; — pâleur, affaiblissement; — douleur pelvienne; — tumeur hypogastrique, vaginale; — fluctuation au début; — dureté plus ou moins grande ensuite; — développement en quelques jours.

F. — Corps fibreux utérin. — Tumeur dure, bosselée, tenant à l'utérus; — déformation de l'organe.

G. — Tympanite. — Distension générale, rapide, de l'abdomen; — sonorité; — fréquemment accidents généraux.

H. — Tumeurs fibro-plastiques. — (Mésentère, épiploon), — masses irrégulières, plus ou moins volumineuses; — ascite.

I. — Squirrhe du pylore. — Tumeur épigastrique.

J. — Anévrysme aortique. — Tumeur pulsatile?

K. — Abcès par congestion. — Dans la fosse iliaque, à la cuisse; — fluctuation; — douleur spinale; — gibbosité.

L. — Tumeurs hépatique, splénique, rénale, cœcale. — Développement sur l'organe.

A. — 1° *La suppression des règles* est considérée avec raison comme un signe probable de grossesse, probable mais non certain, parce que toutes les fois qu'il y a suppression menstruelle il n'y a pas grossesse, et toutes les fois qu'il y a grossesse les règles ne sont pas nécessairement supprimées. Toutefois, comme leur persistance constitue une exception, le seul fait de leur suppression doit faire présumer que l'utérus est en état de gestation.

2° Un utérus développé par le produit de la conception se présente sous la forme *d'une tumeur qui est située sur la ligne médiane*, du moins dans les premiers mois, car plus tard, c'est-à-dire lorsqu'il s'est élevé au-dessus du détroit supérieur, il n'est plus soutenu sur les côtés, comme il l'est au début dans la cavité pelvienne, et il s'incline à droite ou à gauche; le plus communément à droite, à cause de la plus grande fréquence des positions occipito-iliaques gauches. Mais alors il y a d'autres signes, et le diagnostic devient plus facile. Celui-ci étant surtout embarrassant dans la première moitié de la grossesse, il importe de savoir qu'à ce moment l'utérus constitue une tumeur placée sur la ligne médiane.

3° Cette tumeur est *globuleuse*, comme l'utérus lui-même, qui ne fait qu'augmenter de volume sans changer sensiblement de forme.

4° *Le développement se fait d'une manière régulière, progressive*, et cette régularité est telle qu'elle permet de reconnaître assez exactement l'âge d'une grossesse à un mois donné. Ainsi tout le monde sait qu'à la fin du quatrième mois, l'utérus est senti au milieu de l'espace qui sépare l'ombilic du pubis, qu'au sixième mois il arrive à l'ombilic, et que tout à fait à la fin de la grossesse il remonte jusque dans la région épigastrique.

5° *Le col utérin est modifié dans sa forme et sa consistance*: fusiforme chez les primipares, conoïde chez les multipares, il est *ramolli* chez les deux.

6° Vers le milieu de la grossesse, on peut sentir *le ballottement*, signe important, qui consiste, comme on le sait, dans la sensation d'un corps mobile, flottant dans un liquide, et venant retomber sur l'index introduit dans le vagin. Quand ce signe existe, il est extrêmement probable qu'on a affaire à une grossesse.

7° A peu près à la même époque, c'est-à-dire à 4 mois et 1/2, *les mouvements du fœtus* commencent à être perçus par la mère. Faibles dans le début, ils deviennent de plus en plus forts et s'élèvent progressivement à mesure que le fœtus se développe, sauf les cas, bien entendu (qui sont d'ailleurs les moins nombreux), dans lesquels ce n'est point le vertex qui se présente. Ces mouvements ne peuvent pas cependant être toujours regardés comme un signe certain de grossesse, attendu que quelques femmes nerveuses ressentent parfois dans l'abdomen des contractions ou des espèces de mouvements qu'elles rapportent à la présence d'un fœtus, et qui ne sont en réalité que des phénomènes hystériques. De sorte que tous les signes précédents n'ont de la valeur qu'autant qu'ils sont réunis, et qu'il n'y en a qu'un, un seul capable de lever tous les doutes.

8° Ce signe est fourni par *l'auscultation de l'abdomen*, qui permet de constater les *bruits du cœur du fœtus*, à droite ou à gauche, quelquefois sur la ligne médiane, suivant la position. Mais ce signe, qui est le seul certain en faveur d'une grossesse, n'étant guère sensible qu'à la fin du quatrième mois, on comprend qu'avant cette époque il soit parfois difficile de porter un diagnostic précis.

B. — 1° Quand il existe dans l'utérus une *môle hyda-*

tique, on trouve une *tumeur globuleuse qui occupe la ligne médiane de la région hypogastrique*, et qu'on pourrait confondre avec un utérus gravide.

2° *Son développement est toujours plus rapide* que celui d'une grossesse normale ou d'un kyste.

3° *Le col utérin est ramolli* comme dans les cas de grossesse.

4° *Mais le ballottement fait défaut*; ce qui est facile à concevoir d'après la constitution de la môle hydatique qui ne renferme pas de fœtus.

5° Pour cette même raison il *n'y a pas de mouvements actifs possibles*.

6° On n'entend *pas de battements cardiaques*.

7° Enfin une môle étant en général expulsée par la matrice, comme corps étranger, bien avant le terme ordinaire d'une grossesse, il *y aura évacuation d'une quantité plus ou moins grande de liquide*, et la tumeur disparaîtra.

C. — 1° *L'hydrométrie ou hydropisie utérine* se présente à la palpation sous forme d'*une tumeur régulièrement globuleuse*, comme un utérus distendu par le produit de la conception ou par une môle hydatique.

2° Le col utérin est également *ramolli*.

3° Mais on percevra de *la fluctuation*.

4° *Le ballottement fait défaut* comme dans le cas de môle hydatique.

5° Les *mouvements fœtaux* et *les battements cardiaques* n'existent pas.

6° Après un temps qui n'a rien de fixe, le col s'ouvre et donne issue au *liquide* séreux qui distendait l'utérus.

D. — 1° Dans le cas de *grossesse extra-utérine*, on sent une tumeur qui s'éloigne toujours plus ou moins de la ligne médiane, puisqu'elle n'a pas pour point de départ la cavité utérine, *mais un point quelconque de l'abdomen*, variable suivant l'espèce.

2° Cette tumeur est *irrégulière*, *bosselée*, car on sent plus facilement les diverses irrégularités du fœtus à cause de la couche moins épaisse de tissus qui le recouvrent.

3° Les *mouvements fœtaux sont perçus* à 4 mois et 1/2 comme dans les grossesses normales; ils le sont même mieux, étant plus superficiels.

4° La matrice ne contenant pas de fœtus ne subit *souvent*

aucune modification. Cependant, parfois elle ne reste pas étrangère au développement de ce genre de grossesse et permet de constater au toucher un certain degré de ramollissement du col.

E. — 1° *L'hématocèle rétro-utérine* étant une tumeur constituée par le sang des règles dévié de son cours naturel et épanché dans le cul-de-sac recto-vaginal, ne peut nécessairement se former qu'à une période menstruelle. Aussi les renseignements fournis par les malades, qui vous apprendront la coïncidence de leurs malaises subits avec une suppression, auront-ils une grande valeur pour le diagnostic.

2° Ces malaises sont : une *pâleur instantanée* au moment où se fait l'épanchement sanguin, *une sensation de faiblesse générale*, quelquefois même des défaillances.

3° La plupart des malades ressentent en même temps dans le bas-ventre *une douleur plus ou moins vive* avec sensation de chaleur et de pesanteur au niveau du sacrum ou du périnée.

4° Par le palper il est permis de constater à *l'hypogastre une tumeur*, qui est d'autant plus accessible qu'elle est plus volumineuse. Dans la plupart des cas cependant l'épanchement est trop peu considérable pour qu'il soit possible de rien découvrir même en déprimant fortement les parois abdominales.

5° Mais si on a recours au toucher vaginal, on sent manifestement à travers la paroi postérieure du vagin une tumeur dont on ne peut préciser le siége, qui occupe *le cul-de-sac recto-vaginal* et s'étend plus ou moins sur les côtés.

6° Au début, le sang étant encore liquide, on aura une *sensation de fluctuation*.

7° Plus tard, quand le sang se sera coagulé, on sentira *une tumeur plus ou moins dure*.

8° Enfin, le complet développement de la tumeur, qui se sera effectué *en quelques jours :* 3, 5, 6 jours, suivant la durée ordinaire des règles, constituera un signe qui viendra éclaircir le diagnostic.

F. — 1° Les *corps fibreux* présentent *une dureté* qui permet d'éliminer toute tumeur molle ou fluctuante.

2° La forme est *irrégulière*. Ils sont tous plus ou moins *bosselés*, et ces irrégularités peuvent suffire à les faire reconnaître.

3° Comme ils proviennent de l'utérus, *ils font corps avec lui*, et l'on peut s'assurer de leur intime union en combinant le toucher vaginal avec le palper hypogastrique. On constate que des mouvements sont communiqués d'une main à l'autre, de haut en bas si l'on déprime fortement l'hypogastre, et de bas en haut si l'on soulève brusquement l'utérus avec le doigt placé dans le vagin.

4° Par le fait de cette solidarité, un corps fibreux, en se développant, *déforme l'utérus* et le dévie dans un sens ou dans l'autre. C'est ainsi que l'on trouve en même temps tantôt un prolapsus, tantôt une antéversion, une rétroversion ou une latéroversion.

G. — 1° *Une tympanite* est facile à reconnaître. Tout d'abord on constate à la simple vue une *distension générale de l'abdomen*.

2° Cette distension se fait *rapidement*, bien plus rapidement que dans les cas d'ascite ou d'hydropisie enkystée des ovaires.

3° Mais le caractère pathognomonique de la tympanite, c'est la *sonorité* qu'on trouve à la percussion dans tous les points de l'abdomen, quelle que soit la position du malade, sur les flancs et sur la ligne médiane.

4° Puis l'on observe *fréquemment des accidents généraux*, parce que la tympanite est le plus souvent symptomatique d'une affection grave.

H. — 1° *Les tumeurs fibro-plastiques* qui occupent le

mésentère ou l'épiploon se présentent sous la forme de *masses irrégulières, plus ou moins dures, plus ou moins volumineuses*, en nombre variable, et profondément situées, dernière circonstance qui les rend quelquefois difficilement accessibles.

2° Quand elles sont nombreuses ou un peu volumineuses, elles constituent un obstacle à la circulation abdominale, et provoquent alors le développement *d'une ascite*.

I. — Il est inutile d'insister beaucoup sur les signes qui feront reconnaître *un cancer du pylore*; disons seulement que :

1° On trouvera à *l'épigastre une tumeur dure et douloureuse*.

2° On observera toujours des *troubles digestifs* plus ou moins accentués suivant l'ancienneté du mal.

3° Consécutivement à ces troubles digestifs, l'assimilation étant incomplète, il y aura un *affaiblissement des forces et un dépérissement progressif*.

J. — *L'anévrysme aortique* ne doit être cité ici que pour mémoire. Souvent à cause de sa situation profonde il sera difficile à reconnaître. On devra pourtant y songer quand on sentira une *tumeur pulsatile* située sur le trajet de l'aorte.

K. — 1° *Un abcès par congestion* se reconnaîtra au début par sa situation *dans une des fosses iliaques*.

2° Plus tard, c'est-à-dire lorsqu'il aura passé sous l'arcade crurale, il formera une tumeur plus ou moins régulière et *saillante à la partie supérieure de la cuisse*.

3° Par la palpation on y percevra une *fluctuation manifeste* qui pourra, dans certains cas, se transmettre de la cuisse à l'abdomen et réciproquement (abcès bilobés).

4° En même temps on trouvera *un point douloureux le long de la colonne vertébrale* ou sur l'os coxal (origine de l'abcès).

5° Si la lésion osseuse est avancée du côté de la colonne vertébrale, on observera *une gibbosité* qui correspondra au point malade.

L. — *Les tumeurs hépatique, splénique, rénale, cœcale*, se distingueront des autres tumeurs abdominales *par leur siège*, qui, d'une manière générale, permettra de dire qu'elles ont pour point de départ le foie, la rate, les reins ou le cœur.

D'après cet aperçu rapide, vous pouvez juger, Messieurs, combien sont nombreuses les causes d'erreur dans le diagnostic des tumeurs abdominales. Aussi ne sauriez-vous apporter trop de soin dans votre examen clinique, trop de réserve dans votre diagnostic, trop de prudence dans votre traitement.

Vous serez appelés souvent à pratiquer *la paracentèse abdominale*, car, bien que cette opération ne soit généralement que palliative, il est bon nombre de cas où elle est commandée et même très-impérieusement commandée. Les épanchements ascitiques fournissent le plus fréquemment l'occasion d'agir par ce moyen, mais les tumeurs liquides enkystées demandent aussi la même intervention, et c'est surtout dans ces circonstances que la sagacité du chirurgien est parfois mise à une rude épreuve. Il faut, dans ces cas douteux et difficiles, s'abstenir de toute ponction avant le dixième mois révolu; c'est la seule manière d'éviter des accidents funestes dont la science n'offre malheureusement que trop d'exemples.

Je termine ces considérations cliniques et opératoires en vous citant deux faits qui me paraissent plaider éloquemment en faveur d'une temporisation raisonnée dans les cas qui nous occupent.

En 1857, je fus consulté par une dame de 35 ans, qui portait une tumeur à la partie inférieure de l'abdomen. Cette tumeur remontait à 6 mois, siégeait exactement sur la ligne médiane, affectait une forme globuleuse et tenait à l'utérus. Le col était légèrement effacé. Les règles avaient disparu dès le début de la tumeur. La malade accusait des sensations vagues, sans analogie cependant avec les véritables mouvements du fœtus. La tumeur s'accrut jusqu'au dixième mois, époque à laquelle apparurent les phénomènes de parturition, qui se terminèrent par l'expulsion d'une môle volumineuse, composée d'une série incalculable de petits kystes, à parois minces, lisses à l'intérieur, remplis d'une sérosité jaunâtre. Ils adhéraient à un magma celluleux qui leur servait de soutien. Les suites furent simples et la guérison rapide.

En 1859, j'eus à traiter une malade qui portait, depuis plusieurs mois, dans l'abdomen, une tumeur remontant à 3 ou 4 travers de doigt de l'ombilic. Cette tumeur était globuleuse et bien limitée. Son apparition s'était accompagnée de l'arrêt de la menstruation. La malade croyait à une grossesse et était pleinement confirmée dans cette opinion lorsqu'elle fut prise subitement de malaises pelviens et de crampes abdominales, qui se jugèrent par l'expulsion de gaz et de liquide de l'utérus. Aucun accident ne se produisit et le rétablissement fut très-prompt.

II. — CORPS ÉTRANGER DU GENOU.

Histoire clinique d'un malade affecté de corps étranger du genou.—Particularités symptomatologiques intéressantes. — Quelques mots sur l'histoire des corps étrangers articulaires en général. — Opération en deux temps, par le procédé de GOYRAND, *d'Aix. — Suites très-simples. — Guérison.*

I.

MESSIEURS,

J'ai l'intention de vous entretenir aujourd'hui d'un malade qui présente un corps étranger du genou, et que vous avez pu observer depuis quelques jours au N° 8 de la salle St-Philippe.

Il y a quatre mois, cet homme, qui est occupé aux travaux des champs, vit tout à coup, sans causes appréciables, le genou droit se tuméfier et devenir le siége d'une douleur sourde. Néanmoins il continua de travailler. Mais au bout d'un mois le gonflement et la douleur nécessitèrent le repos au lit. Avec le repos, toute inflammation se dissipa.

Puis, au bout de quelque temps, le malade ayant recommencé à travailler, le gonflement reparut. Nouveau repos, nouvelle guérison temporaire.

Au commencement du mois de mars 1866, le malade, qui souffrait toujours pendant la marche, découvrit, tout à coup, *un petit corps dur qui roulait sous les doigts*, en dedans de l'articulation. Pensant avec raison qu'il devait être la cause de ses douleurs brusques et intermittentes, il résolut de s'en faire débarrasser, et entra dans cette intention à l'Hôtel-Dieu, le 9 avril dernier.

État local. -- Si l'on examine le genou de cet homme, on constate qu'il n'est plus douloureux; preuve que l'inflammation du début a disparu. Les dépressions normales sont effacées, ce qui tient à ce que le liquide synovial épanché ne s'est pas encore complètement résorbé, mais ce reste d'épanchement n'est pas assez considérable pour mériter le nom d'hydarthrose et n'empêche pas d'ailleurs l'exploration de l'articulation. On y sent en effet avec la plus grande facilité un corps dur, ellipsoïde, mobile, fuyant sous les doigts quand on n'a pas le soin de le fixer avec les deux mains. Sa mobilité est telle qu'on le fait passer de gauche à droite et de droite à gauche; le plus habituellement cependant c'est à gauche de la rotule, c'est-à-dire en dedans, qu'on le trouve, quand on l'a abandonné à lui-même depuis quelque temps. Sa mobilité prouve qu'il n'est pas retenu par un pédicule en un point de l'articulation comme cela s'observe quelquefois. Quant à son volume, quoiqu'il ne puisse être apprécié qu'approximativement à cause de l'épaisseur des tissus qui le séparent des doigts, on peut dire qu'il est petit et qu'il ne dépasse pas celui d'une noisette aplatie. La sensation de ce corps, alternativement en dedans et en dehors de la rotule, pourrait peut-être faire croire qu'il y en a deux. Toutefois cela n'existe pas, parce que, non-seulement on retrouve toujours dans toutes les explorations les mêmes formes et le même volume, mais encore lorsqu'on le retient en dedans on n'en rencontre point en dehors, et quand on le pousse pour le faire passer sous la rotule, on a une parfaite conscience de son passage qui s'effectue avec un certain bruit, surtout perçu par le malade.

Nous avons dit tout à l'heure que ce petit corps reste le plus habituellement en dedans. C'est en effet en dedans et en bas que le malade le rencontrait ordinairement, soit dans la journée lorsqu'il avait quelque temps gardé le repos, soit le matin avant de se lever. Dès qu'il avait fait quelques pas il sentait que ce corps avait une grande tendance à se cacher sous la rotule. Aussitôt les mouvements étaient gênés, et cette gêne se convertissait en une douleur vive dès que le corps s'était placé entre les surfaces articulaires. Aussi, *pour marcher sans souffrir, le malade avait-il, à la fin, imaginé de faire remonter ce corps au-dessus de la rotule où il le fixait avec une bande suffisamment serrée.* Quand il ne prenait pas ces précautions, il ne pouvait marcher qu'avec le secours d'une canne, et quand il les prenait, 1 en était quitte pour boiter légèrement.

Une particularité que présente ce corps étranger, c'est que s'il se cache un instant sous la rotule, il n'y reste pas, malgré la tendance qu'il a à s'y porter, contrairement à quelques-uns qui y demeurent plus ou moins longtemps, et échappent ainsi à toute exploration pendant quelquefois plusieurs jours ou plusieurs semaines.

Les malades qui sont porteurs d'un corps étranger du genou ne s'en aperçoivent que longtemps après l'accident ou l'affection qui en a été la cause. Car ces corps, qui surviennent généralement à la suite d'un coup, d'une chute sur l'articulation ou d'une inflammation de la synoviale, ne se développent que lentement et ne trahissent leur présence que lorsqu'ils ont atteint un certain volume. Dans la plupart des cas, le malade, qui a déjà oublié l'accident qui lui est arrivé, éprouve tout à coup une douleur vive dans la jointure; il est arrêté dans sa marche, chancelle et tombe. Quelquefois même la douleur est si vive qu'elle amène une perte complète de connaissance. Tel est en général le premier symptôme par lequel un corps étranger révèle son existence. Il peut cependant en être autrement. Ainsi, quelquefois le malade éprouve seulement, et de loin en loin, de la gêne dans les mouvements, cette gêne augmente, devient continue, puis il sent un jour en marchant quelque chose qui roule dans le genou. Il y porte la main et y découvre alors un corps dur et mobile, comme notre malade a, par hasard, découvert le sien.

Pour qu'un corps étranger détermine une douleur subite

vive, il est indispensable qu'il se soit placé entre la rotule et le tibia, et il ne peut s'y interposer que dans l'extension de la jambe, position qui met en relâchement les liens de la rotule. Mais à quoi est due cette douleur si intense et si rapide? On a pensé qu'elle dépendait de l'interposition du corps entre les surfaces articulaires, de la pression et des frottements qu'il exerçait sur les cartilages dans les mouvements de flexion. MM. Richet et Nélaton nient cette cause. « Avant d'adopter une pareille opinion, dit M. Richet, a-t-on bien réfléchi à la manière dont sont articulés les os? Y a-t-il possibilité qu'un corps glissant, poli, de la grosseur et de la forme d'une amande ou d'une fève puisse s'interposer entre deux surfaces glissantes et polies elles-mêmes, qui se touchent d'une manière si intime qu'il serait difficile d'y interposer la lame d'un couteau? Et d'ailleurs, cette interposition serait-elle possible, n'a-t-on pas démontré l'insensibilité des cartilages? Ne serait-il pas plus rationnel d'attribuer ces vives douleurs à la contusion de la synoviale pendant le jeu de l'articulation? (Obs. de Richet, in Pathol. chirurg. de Nélaton, tom. II, p. 185.) »

L'interposition d'un corps étranger entre les surfaces articulaires n'est pas aussi impossible que le pense M. Richet; n'a-t-on pas vu celui de notre malade passer facilement d'un côté à l'autre et disparaître sous la rotule? On pourrait dire à la rigueur que ce passage était dans ce cas favorisé par un épanchement de liquide qui soulevait la rotule, mais nous avons constaté que cet épanchement était insignifiant. On ne peut donc pas nier cette interposition. Quant à la cause de la douleur, il est possible qu'elle se trouve dans la contusion de la synoviale. Mais pourquoi ne résiderait-elle pas dans le tiraillement ou la torsion des ligaments croisés? Car s'il est démontré que les cartilages et les ligaments sont insensibles à l'état sain, il n'est pas moins démontré qu'ils deviennent sensibles à l'état pathologique. *Aussi croyons-nous que la douleur qui accompagne l'interposition d'un corps étranger est le résultat du tiraillement ou de la torsion des ligaments.*

II.

Je saisis l'occasion qui m'est offerte pour vous rappeler à grands traits *l'histoire des corps étrangers articulaires*. Vous pourrez ensuite par vous-mêmes appliquer ces données générales, soit au cas particulier qui nous occupe, soit à ceux que vous rencontrerez plus tard. Il faut que vous arriviez sur ce sujet à des connaissances très-exactes sous peine de commettre de graves erreurs aussi préjudiciables à la réputation du médecin qu'aux intérêts des malades.

La première observation de corps étranger du genou est due à Ambroise Paré, qui la rapporte ainsi : « Fus appelé, dit-il, en 1558, par maistre Jean Bourlier, tailleur d'habits, demeurant rue St-Honoré, pour lui ouvrir une apostème aqueuse du genouil, en laquelle trouvai une pierre de la grosseur d'une amande, fort blanche, dure et polie, et guarrit, et encore est à présent vivant. » Le second fait de ce genre est celui de Péchlin, chirurgien suédois, qui le publia en 1691, et le troisième, celui de Monro qui, en 1726, eut l'occasion de disséquer, sur le cadavre d'une femme pendue, l'articulation fémoro-tibiale dans laquelle il trouva un corps cartilagineux de la grosseur d'une fève. Après lui, Bromfield, Benj. Bell, Desault, etc., publièrent successivement les opérations qu'ils avaient eu l'occasion de faire dans le cas de corps étrangers du genou, auxquels ils donnaient seulement des noms différents suivant l'origine qu'ils leur supposaient. Pour Samuel Cooper, c'étaient *des cartilages libres dans les articulations*, et pour M. Velpeau *des cartilages mobiles*. La plupart des auteurs les ont désignés sous le nom de *corps étrangers des articulations*. « Mais, dit M. Nélaton, le mot de corps étranger, pouvant s'appliquer à des corps venus du dehors, tels que des balles, ne leur convient pas, et il est plus juste de les appeler corps mobiles ou flottants des articulations. » (In *Pathol. chirurg.*, t. II, pag. 181). Baumers, qui a fait des corps étrangers articulaires l'objet de sa thèse inaugurale, dit que ce sont *des produits pathologiques d'apparence fibreuse, cartilagineuse ou osseuse*; définition qui désigne quelle peut être leur nature, mais qui ne préjuge rien sur leur origine. (In Thèse de Paris, mars 1848.) On pourrait, à l'exemple de M. Panas, les appeler *corps arthrophytiques ou mieux arthrophytes*. (Article : *Corps étrangers des articulations*; in Dictionnaire de médecine et de chirurgie pratique, tom. III, p. 352.) Cette dénomination a les avantages d'être moins longue et de distinguer complètement ces produits pathologiques des corps étrangers venus du dehors ; toutefois celle de corps étrangers (Cruveilhier) paraît aujourd'hui à peu près unanimement acceptée, et nous ne voyons aucun inconvénient de sacrifier à l'usage.

Les corps étrangers peuvent se rencontrer dans toutes les articulations très-mobiles ; *c'est au genou qu'on les voit le plus souvent.*

Leur *nombre varie* ; ainsi Malgaigne en a compté jusqu'à soixante, mais le plus habituellement il n'y en a qu'un seul.

Leur *volume* ne dépasse guère celui d'une amande.

Arrondis quelquefois, surtout quand ils sont petits, *ils ont la plupart du temps la forme d'un ovoïde aplati*, forme qui est le résultat des flexions répétées du genou et qui favorise leur interposition entre les surfaces articulaires.

Lisses et polis, sauf de rares exceptions, ils présentent *la blancheur des cartilages* ; mais, quoiqu'ils en aient aussi quelquefois la consistance, ils sont en général plus durs et se rapprochent plus souvent de la dureté osseuse. Il y en a en effet qui sont complètement osseux, tandis que d'autres tiennent à la fois des os et des cartilages, et offrent un noyau osseux contenu dans une coque cartilagineuse. Une fois ou deux on en a trouvé qui étaient cartilagineux d'un côté et osseux de l'autre.

Dans un certain nombre de cas, ils présentent un pédicule à l'aide duquel ils flottent dans l'intérieur de la cavité synoviale (*corps étrangers pédiculés*). Le plus souvent ils sont complètement indépendants et mobiles (*corps étrangers libres*). Quelquefois, enfin, on en a vu adhérer aux parois articulaires par une base plus ou moins large (*corps étrangers sessiles*).

L'évolution de ces produits pathologiques ne s'accomplit pas sans amener des désordres autres que les désordres fonctionnels, sur lesquels j'ai déjà insisté à l'occasion de notre malade. *La synoviale est la première à en ressentir les atteintes.* La couche conjonctive de la membrane articulaire se vascularise et s'épaissit ; les franges synoviales deviennent turgides et prennent un accroissement souvent considérable. C'est habituellement par ces dernières que commence la transformation. Avec ces lésions anatomiques cadrent *des troubles dans la sécrétion synoviale. Tantôt elle est augmentée;* toutefois c'est le cas le plus rare, et Desault le considérait comme tellement exceptionnel qu'il se refusait presque à voir entre les deux phénomènes pathologiques autre chose qu'une simple coïncidence. Des observations plus exactes, celles de Brodie et de Hey en particulier, ont fait justice de cette exagération. Celle de notre malade, qui présente encore une certaine quantité de liquide articulaire, pourrait à la rigueur vous prouver que l'hydarthrose est une complication avec laquelle le chirurgien doit compter. Il n'en reste pas moins acquis qu'elle constitue la complication la moins fréquente.

Tantôt, et c'est le cas le plus habituel, *la synoviale présente une sécheresse plus grande qu'à l'état normal*. On sent alors, en imprimant des mouvements à l'article, des craquements parcheminés, répandus ordinairement sur une assez large surface, et dont les malades ont quelquefois une perception très-exacte.

Les *cartilages* eux-mêmes, bien que résistant plus longtemps, ne tardent pas à subir diverses transformations. Lisses et polies à l'état normal, les surfaces cartilagineuses ne tardent pas de devenir rugueuses, et l'on observe au bout d'un certain temps qu'elles sont le siége d'un vice de nutrition, qui se trahit par *une fissuration de leur substance*. Elles perdent leur couleur nacrée, deviennent jaunâtres, se ramollissent et peuvent même s'ulcérer plus ou moins profondément. On a parlé de la disparition des cartilages par résorption, on a parlé de leur décollement et de leur isolement dans la cavité de l'article. Ces lésions ultimes des éléments cartilagineux de l'articulation paraissent devoir se rencontrer bien rarement, et peu d'observations de corps étrangers articulaires font mention de semblables désordres.

L'analyse histologique des produits pathologiques que nous étudions montre que le plus souvent ils reconnaissent pour composition intime une texture fibroïde au sein de laquelle se trouvent plongées des cellules cartilagineuses en nombre variable. Souvent une quantité considérable de matière amorphe accompagne ces éléments figurés qui subissent fréquemment un travail de calcification donnant alors au corps étranger l'apparence osseuse. D'autres fois on rencontre au sein de la masse fibro-cartilagineuse des productions ossiformes dans lesquelles le microscope démontre des ostéoplastes à disposition parfois très-régulière. Quant aux corps étrangers osseux, tantôt ils se rapprochent du tissu compacte, tantôt au contraire du tissu spongieux. Dans les deux cas on peut constater une organisation incomplète et seulement ébauchée; le microscope révèle bien l'existence d'ostéoplastes, mais jamais cette organisation n'est parachevée, jamais il n'y fait découvrir des canalicules vasculaires, ce qui se comprend aisément puisque ces productions osseuses ont perdu toute connexion avec les autres parties de l'articulation. Enfin, dans quelque cas, plus de trace d'organisation, et on ne trouve comme principes constitutifs que des corpuscules calciques agglomérés sans canevas organique et présentant une cohésion plus ou moins considérable.

La pathogénie des corps étrangers articulaires est encore un des points les plus contestés de leur histoire, et, malgré les progrès que lui ont imprimé les études anatomiques modernes, plus d'un doute plane encore sur cette intéressante question. — Ambroise Paré croyait que celui qu'il avait trouvé dans le genou de maistre Jean Bourlier était un calcul analogue à ceux de la vessie, puisqu'il dit : *Je trouvai une pierre.* Boyer considérait les corps étrangers du genou comme de simples concrétions organiques. Larrey les regardait comme le résultat de molécules cartilagineuses auxquelles viendraient se joindre des sels calcaires ; Chelius, comme des concrétions albumineuses, et Brodie comme des exostoses détachées de l'os. D'après Cruveilhier ce seraient de petits kystes qui s'indureraient et se détacheraient ensuite ; d'après B. Bell, des flocons adipeux qui s'ossifieraient ; d'après Theden, un produit des glandes synoviales ; d'après Morgagni, un produit des glandes mucipares (qui n'existent malheureusement pas dans le genou); d'après Breschet et Samuel Cooper, des débris de cartilages ; d'après Hunter, MM. Velpeau et Jobert, des caillots sanguins qui se chargeraient de sels calcaires et s'ossifieraient ; d'après Monro et M. Richet, des fragments d'os et de cartilages subitement détachés des surfaces articulaires à la suite d'un coup ou d'une chute sur le genou.

Toutes ces théories n'expliquent pas la véritable formation des corps étrangers, et bien que dans quelques cas tout à fait exceptionnels les choses puissent se passer comme MM. Velpeau et Richet l'ont observé, il est généralement reconnu maintenant que l'explication proposée par Laënnec est celle qui rend le mieux compte de la pathogénie de ces corps. En effet, supposons que la synoviale s'enflamme, et qu'il se fasse sous l'influence de l'inflammation un dépôt de lymphe plastique à la face externe de cette séreuse dans le tissu cellulaire qui la double. On aura le commencement d'un corps étranger qui deviendra peu à peu fibreux, cartilagineux, osseux, soulèvera la synoviale en grossissant, et pénétrera ainsi dans l'articulation où il se pédiculisera en continuant à progresser. Puis, si le pédicule se rompt à force de s'effiler, ou sous l'influence d'un mouvement brusque, d'une chute, on aura un corps étranger mobile. Telle est l'explication donnée par Laënnec et qui est généralement adoptée.

Toutefois, nos micrographes ne s'en sont pas tenus à ces données encore peu précises de l'illustre fondateur de l'anatomie pathologique, données qui sont loin du reste de suffire à toutes les explications. Ici, comme ailleurs, l'anatomie normale est venue prêter un utile soutien à l'anatomie pathologique. Elle a mis sur la voie d'une série intéressante de transformations histologiques que des observateurs du plus grand mérite ont pu ensuite contrôler à l'aide de l'analyse directe par le microscope.

Vous connaissez ces appendices que présentent la plupart des membranes synoviales, et qu'on a désignés sous le nom de *franges* et de *replis synoviaux*; ils sont très-nombreux dans le genou, et leur composition exacte, qui de tout temps paraît avoir intrigué la curiosité des anatomistes, n'est cependant bien connue que depuis les remarquables travaux de Kolliker. Le savant histologiste a démontré qu'indépendamment de vaisseaux nombreux, d'un épithélium de revêtement, de cellules adipeuses, le tout soutenu par une trame conjonctive, ces franges synoviales contenaient des éléments cartilagineux. Ces derniers, rares cependant dans les franges vasculaires, sont au contraire très-communs dans les plis synoviaux dont quelques dentelures reconnaissent même comme éléments uniques du tissu conjonctif et des cellules de cartilage.

Qu'une articulation, le genou par exemple, devienne le siége d'un travail inflammatoire. Sous l'influence de l'irritation formative, qui en sera la conséquence, vous verrez les cellules du cartilage et les éléments conjonctifs devenir le siége d'une hypergénèse très-active. Le résultat de cette suractivité de nutrition sera tout d'abord un accroissement de densité et de volume. A mesure que ce dernier augmentera, le pédicule qui supporte le corps étranger deviendra plus mince. Bientôt il sera trop faible pour le contenir, et l'effort le plus léger suffira pour le rendre libre dans l'intérieur de l'articulation. M. Lebert est le premier qui ait nettement indiqué les périodes importantes de cette génèse pathologique. Depuis, plusieurs micrographes ont pu vérifier l'exactitude de la description du professeur de Breslau. Vous trouverez une bonne étude de cette intéressante question dans un récent travail de M. Vergely sur les *lésions du rhumatisme articulaire chronique primitif*. (Thèses de Paris, 1866.)

J'aborde maintenant *le traitement des corps étrangers du genou*. Les moyens proposés sont de deux sortes : *les uns ont pour but de les immobiliser* et d'empêcher par là les altérations fonctionnelles et anatomiques dont ils sont la cause, l'observation ayant montré que les corps étrangers fixes ne s'accompagnent généralement pas d'accidents; *les autres moyens sont destinés à les extraire.*

1° *Immobilisation.* — Ce qu'on cherche à obtenir en immobilisant un corps étranger, c'est un certain degré d'inflammation adhésive capable de le fixer en un point de la synoviale. Middelton essayait de fixer le corps avec un bandage roulé, et Cooch avec une genouillère appropriée. Pensant que de la sorte l'immobilisation n'était pas suffisante, et que la compression n'était pas assez forte pour provoquer des adhérences, M. Dufresse-Chassaigne imagina de ponctionner la synoviale avec une aiguille à cataracte, et d'enchâsser le corps étranger dans la plaie snyoviale. M. Jobert (de Lamballe) fit plus en traversant les téguments et une partie du corps avec de longues épingles qu'il laissa en place. Toutes ces méthodes ont un inconvénient commun : celui d'entraîner nécessairement l'immobilisation prolongée du membre, et d'exposer ainsi à la raideur articulaire. Celles de MM. Dufresse-Chassaigne et Jobert (de Lamballe) peuvent en outre amener une inflammation suppurative, et faire naître alors les redoutables complications qui accompagnent les suppurations articulaires. Pour éviter ces accidents, M. Velpeau proposa et fit la trituration du corps étranger à travers les téguments. Sans parler de la difficulté que peut présenter cette trituration, et de la violente inflammation qui doit l'accompagner, on voit encore qu'en agissant comme M. Velpeau on ne se met pas à l'abri des inconvénients de l'immobilisation prolongée, c'est-à-dire de la raideur articulaire. Car on sait que l'immobilisation d'une articulation enflammée conduit bien plus vite à l'ankylose que l'immobilisation d'une articulation saine.

Maintenant, en supposant que les choses se passent le plus simplement, que le corps étranger adhère parfaitement à la synoviale, et qu'il ne reste point de raideur articulaire, la guérison sera-t-elle complète? Non, parce que le malade aura toujours son corps étranger, qu'il aura de la peine à marcher, et qu'il sera sans cesse exposé à une inflammation de la synoviale ou à la rupture des adhérences qu'on aura eu tant de difficulté à obtenir. De sorte qu'il est bien préférable de laisser de côté la compression et l'immobilisation pour pratiquer une opération radicale : *l'extraction du corps étranger.*

2° *Extraction.* — Elle se fait par plusieurs procédés : les uns appartiennent à la méthode qu'on pourrait appeler *ancienne*, et les autres à une seconde méthode de date plus récente, et que pour cette raison on pourrait appeler *moderne*.

A. — MÉTHODE ANCIENNE OU PAR INCISION DIRECTE.

Ambroise Paré, Bell et d'autres encore ouvraient tout simplement l'articulation, ignorant sans doute tous les accidents qu'entraînent les plaies pénétrantes des jointures. Quelques-unes des premières opérations faites de la sorte réussirent, mais les autres furent moins heureuses, et les insuccès se multiplièrent tellement que Bell en arriva à déclarer que l'extraction des corps étrangers était plus dangereuse qu'une amputation de cuisse. Il n'y avait rien d'étonnant en opérant de la sorte. Aussi l'incision fut-elle bientôt abandonnée.

B. — MÉTHODE MODERNE OU PAR INCISION INDIRECTE.

a. — Incision avec obliquité sous-cutanée de la plaie. — Pour obvier aux inconvénients de la large incision qu'Ambroise Paré faisait à l'articulation, Desault proposa le procédé suivant : Les téguments étant préalablement tirés en haut, et le corps étranger fixé au-dessus et en dehors de la rotule, on pratique une petite incision de 2 à 3 centimètres qui divise à la fois la peau et la capsule. On fait alors sortir, en le poussant, le corps étranger, s'il ne s'est pas échappé spontanément, et on laisse ensuite la peau revenir sur elle-même. Tout parallélisme entre les plaies de la peau et de la synoviale est détruit, et l'on n'a pas à craindre l'introduction de l'air dans la capsule. Syme, Bromfield et B. Bell suivirent ce précepte et furent dès-lors plus heureux. Leurs modes opératoires ne différaient que par le sens dans lequel la peau était déplacée. Ainsi, tandis que Syme conseillait de la tirer en haut et en dedans, et Desault en dedans sur la rotule, Bromfield la tirait directement en bas, et B. Bell directement en haut.

Autre nuance opératoire : Desault faisait son incision dans la direction du membre, et Syme dans une direction un peu oblique ou transversale. Mais toutes ces différences sont sans importance, car le même but a été atteint par tous : la destruction du parallélisme entre la plaie des téguments et celle de la synoviale, et consécutivement l'impossibilité de l'introduction de l'air dans l'articulation.

b. — Incision et déplacement sous-cutanés du corps étranger sans extraction immédiate. — M. Goyrand, d'Aix, modifia de la manière la plus heureuse le procédé de Desault et de Syme en appliquant à l'extraction des corps étrangers la méthode de section sous-cutanée des tendons, et en divisant l'opération en deux parties distinctes : *la première, ou opération immédiate, primitive*, consistant dans l'ouverture sous-cutanée de la synoviale, l'expulsion du corps en dehors de cette poche et son immobilisation dans le tissu cellulaire périarticulaire ; *la seconde, ou opération consécutive*, destinée par une simple incision cutanée à donner une issue définitive au corps étranger.

Au reste, voici la manière dont Goyrand lui-même expose son procédé dans l'observation qui lui a donné la première fois l'occasion de l'appliquer.

« Le malade étant couché, l'opérateur, placé à sa gauche, refoula le corps étranger dans la partie externe du cul-de-sac supérieur de la rotule, où il le fixa à 4 centimètres au-dessus de cet os, en continuant de le presser de bas en haut avec le pouce et l'index gauches. Il fit ensuite soulever par un aide la peau de la cuisse, au-dessus du corps étranger, en un large pli transversal, de manière à amener au voisinage de ce corps une portion de peau fort éloignée. Alors, s'armant d'un bistouri aigu dont la lame portait 7 centimètres de longueur, avec 4 millimètres seulement de largeur à sa base, il le plongea de haut en bas à la base de ce pli, et, dirigeant la pointe vers le corps étranger, il incisa sous la peau, parallèlement à l'axe du membre, tous les tissus qui recouvraient ce corps; il fallut revenir à trois reprises sur ces tissus pour les diviser; après quoi l'opérateur sentit la concrétion fuir sous ses doigts; elle était sortie de l'articulation. Alors le bistouri fut retiré, l'aide laissa aller le pli de la peau; quelques gouttes de sang mêlées de bulles d'air sortirent par la piqûre, qui remonta à 8 centimètres au-dessus du point où la synoviale avait été divisée. Quelques bulles d'air restaient même dans le tissu cellulaire sous-cutané, au-dessus de la piqûre. Le corps étranger était logé entre les portions moyenne et externe du triceps, à 6 ou 7 centimètres au-dessus de l'incision de la synoviale. Une compression fut établie au-dessous, tant afin d'empêcher sa rétrocession, que pour tenir en contact l'incision sous-cutanée; cette compression put être enlevée le sixième jour.

« Mais quelques jours plus tard, deux autres corps étrangers s'étant montrés dans l'article, M. Goyrand répéta pour l'un d'eux la même opération, seize jours après la première, seulement en faisant son incision un peu en dedans de la première, et en incisant assez largement le triceps et l'aponévrose pour que le corps étranger pût arriver jusque sous la peau ; et s'il ne réussit pas tout-à-fait, comme il l'avait souhaité, du moins il le fit arriver jusque sous l'aponévrose.

« Onze jours plus tard, présumant que toute communication devait être fermée entre ce dernier corps étranger et la synoviale, le chirurgien en fit l'extraction par une incision ordinaire ; mais il ne voulut pas tenter la même opération pour celui qui était resté sous le muscle vaste externe, et il pensa qu'il valait mieux se borner à le déloger de l'article et à le laisser dans le tissu cellulaire où il s'enkyste sans donner lieu à aucun inconvénient. » (In *Annales de la Chirurgie*, 1841, t. 1, p. 63).

Toutefois, messieurs, ces procédés, quelque ingénieux qu'ils soient, présentent un inconvénient sérieux avec lequel des chirurgiens habiles ont eu plus d'une fois à compter. *La grande mobilité des corps étrangers qui fuient sous la moindre pression*, a fait, que dans quelques cas, il a été impossible de commencer une opération projetée. M. le baron Larrey cite le fait remarquable d'un malade qui entra deux fois dans les hôpitaux de Paris pour se faire extraire un corps étranger du genou, et deux fois l'opération fut impossible, le corps étranger n'ayant pu être retrouvé. On ne pouvait cependant accuser la compétence des chirurgiens auxquels le malade s'était confié. Les premiers étaient Richerand et Cloquet, le second M. Larrey lui-même, qui, deux mois après sa première tentative, parvint à extraire la concrétion articulaire, non cependant sans l'avoir fixée, à l'aide d'un bandage approprié, deux jours avant l'opération.

Enfin, dans quelques cas, il a été impossible de rencontrer le corps étranger articulaire une fois les manœuvres chirurgicales commencées. (In *Bulletin de la Société de chirurgie*, 1861).

Indépendamment de cet inconvénient qui est surtout propre aux procédés de la méthode indirecte, il en est un autre qui n'appartient qu'au procédé par l'incision sous-cutanée : dans un certain nombre d'opérations, *il a été impossible de faire sortir le corps étranger de la cavité synoviale et de le faire passer dans le tissu cellulaire péri-articulaire* (cas de Bonnet, de Pleindoux, de Nîmes; d'Alquié, de Montpellier; de Velpeau; de Teale, etc., etc.) Bonnet vit dans la résistance du tissu cellulaire le principal obstacle à la sortie du corps articulaire et il ajouta deux modifications au procédé de Goyrand : l'une qui consiste à inciser préalablement le tissu cellulaire de manière à y préparer une loge pour le corps étranger que l'on veut y faire pénétrer ; l'autre, à inciser, diviser le corps en deux parties, afin de rendre plus facile son déplacement et son absorption ultérieure, dans le cas où l'on ne pratiquerait pas le second temps de l'opération de Goyrand.

En 1851, mon collègue, M. Bouchacourt, a opéré un corps étranger du genou en prenant toutes les précautions indiquées par Bonnet ; aucun accident ne s'est manifesté, le corps articulaire s'est résorbé progressivement et son extraction définitive n'a pas été nécessaire. (In *Thérapeutique des maladies articulaires*, Bonnet, 1853, p. 232).

Je n'en finirais pas, Messieurs, si je voulais énumérer et discuter la valeur de toutes les modifications apportées au procédé de Goyrand ; forcé de me restreindre, je préfère consacrer les derniers instants de cette clinique à l'étude critique des résultats fournis par l'opération que je vais pratiquer sous vos yeux.

J'emprunte les documents suivants à une communication remarquable de M. le baron Larrey, à la Société de chirurgie, sur l'extraction des corps étrangers articulaires du genou. Sur 169 cas réunis par cet éminent chirurgien, il y a eu 35 morts. La mortalité a beaucoup varié suivant le procédé opératoire employé. Sur 38 malades opérés par le procédé de Goyrand, pur ou plus ou moins modifié, il y eut 5 morts. Sur 131 opérés par l'incision directe (A. Paré), ou par l'incision oblique (Desault), il y eut 30 morts.

Dans les 38 premières observations, 15 insuccès par disparition du corps étranger et 19 guérisons. — Accidents : Récidive ultérieure (Bauchet), angéloleucite (Chassaignac), suppuration (Denonvilliers).

Dans les 131 observations appartenant, soit à l'incision directe, soit à l'incision indirecte, 5 insuccès et 99 guérisons, dont plusieurs avec ankylose.

Vous voyez, Messieurs, d'après cette statistique que bien que le procédé de Goyrand ait réalisé un progrès immense dans la thérapeutique des corps étrangers du genou, l'extraction de ces derniers n'en reste pas moins une opération grave, que vous ne devrez pas entreprendre sans nécessité absolue. Les sages préceptes posés par M. le baron Larrey, devant la Société de chirurgie, devront vous servir de guide.

D'après lui l'opération est indiquée dans les conditions suivantes :

« 1° Mobilité complète et bien certaine du corps étranger, devenu tout-à-fait libre et mobile dans l'articulation.

2° Persistance ou récidive des accidents provoqués par sa présence (douleur, syncope, arthrite ou hydarthrose, claudication);

3° Insuffisance des moyens contentifs (compression palliative, essais de fixation permanente);

4° Volonté du malade d'être opéré, quoique averti des dangers et des difficultés de l'opération. »

L'étude que je viens de faire de ce malade vous montre

qu'il se trouve bien dans les conditions prescrites, et comme il a manifesté le très-vif désir d'être débarrassé le plus tôt possible, je ne différerai pas plus longtemps l'opération que je vais pratiquer devant vous par le procédé de Goyrand.

III.

Le *premier temps de l'opération* est pratiqué le 20 avril et ne présente rien de particulier.

La plaie cutanée est fermée avec du collodion et du coton, puis quelques tours de bande maintiennent le corps étranger dans le point où il s'est logé en dehors de l'articulation, et le membre est fixé dans une gouttière afin d'obtenir une immobilité momentanée.

21 avril. — Pas de fièvre ; pas de douleur, ni de gonflement ; nuit bonne ; — appétit. — Crème de riz.

22 et 23. — Rien de particulier ; le malade demande à manger, on le met au 1/4.

24. — Un peu de tuméfaction ; — légères douleurs localisées au côté externe de l'articulation.

25. — Douleurs disparues ; — la tuméfaction persiste.

26. — On enlève le bandage roulé pour faire sur la partie tuméfiée des frictions avec un mélange de teinture de benjoin. On réapplique le bandage après la friction.

On continue le même moyen jusqu'au 2 mai.

Le 2 mai, on enlève définitivement le bandage roulé; — plus de tuméfaction; — on constate que le corps est solidement fixé dans le tissu cellulaire; — on laisse le membre dans la gouttière.

7 mai. — On enlève la gouttière et l'on permet au malade de se lever.

9. — Le malade marche sans fatigue et sans claudication; — plus de tuméfaction.

17. — *Second temps de l'opération* : — une incision longitudinale de 2 centimètres pratiquée sur le corps étranger permet de l'extraire facilement.

Anatomie pathologique du corps étranger. Il est enveloppé dans une poche particulière adhérente aux tissus ambiants et qu'il a fallu disséquer; — aplati, du volume d'une amande, il ressemble assez bien à un cartilage d'encroûtement; il est en effet lisse et poli sur une de ses faces, rugueux sur l'autre qui présente une série de petites aspérités osseuses; — mou et d'une couleur blanchâtre, une fois dépouillé de son enveloppe, il offre plutôt l'aspect et la consistance du tissu fibreux ; — laissé à l'air pendant 24 heures il avait, au bout de ce temps, diminué considérablement de volume ; — il s'était desséché et ratatiné.

Après l'extraction du corps, on applique un pansement par occlusion et le membre est replacé dans l'immobilité.

19. — Premier pansement ; — pas de traces d'inflammation ; — petite plaie longitudinale à peu près réunie.

20. — Deuxième pansement (cérat, bandelettes) ; — même état.

23. — Cicatrisation complète ; — plus de pansement.

24. — Le malade se lève ; — légers craquements dans l'articulation pendant la marche ; douche de vapeur.

25. — Pas de fatigue ; douches de vapeur et bains sulfureux alternés jusqu'au 30.

30. — Le malade demande son *exeat* ; comme il est parfaitement guéri, on le laisse sortir.

III. — TUMEURS DU SEIN.

PREMIÈRE PARTIE.

Etude clinique sur les tumeurs du sein. — Squirrhe; hypertrophies kystiques volumineuses; hypertrophie kystique avec suppuration du kyste. — Diagnostic différentiel. — Pronostic. — Quelques mots sur les transformations des hypertrophies glandulaires du sein. — Opérations et leurs suites.

MESSIEURS,

Bien souvent déjà vous m'avez vu appeler votre attention aux lits des malades sur la symptomatologie et le diagnostic différentiel des tumeurs du sein; mon insistance était suffisamment justifiée par l'importance et la difficulté du sujet. Aujourd'hui j'y reviens encore, sollicité que je suis par les cas intéressants que possède actuellement le service.

I.

A. — Une *première malade*, Jeanne C..., qui est âgée de 42 ans, présente au sein droit une tumeur dont elle fait remonter le début à 12 mois. C'est-à-dire qu'elle ne l'a pas reconnue plus tôt, car déjà à cette époque elle avait le volume d'une noix.

Cette tumeur a acquis en 8 ou 9 mois les proportions que vous constatez aujourd'hui, et depuis elle est restée à peu près stationnaire. Elle n'a jamais été le siège de douleurs bien caractéristiques, mais, fait important à noter : *dès le début elle a contracté des adhérences avec la peau.* Quant aux causes qui ont pu présider à son développement, on n'en trouve pas dans les antécédents de la malade, qui a toujours joui jusqu'à présent d'une excellente santé, et ne se souvient pas d'avoir reçu le moindre coup sur le sein. Tels sont les renseignements fournis par Jeanne C...

Si l'on examine cette tumeur, qui a envahi toute la glande et offre le volume d'une grosse orange, on voit qu'elle est irrégulièrement hémisphérique et que son plus grand diamètre est à sa base. *Le mamelon est rétracté au lieu d'être saillant comme à l'état normal. La peau est tendue, luisante et violacée par plaques,* coloration qui indique une vascularisation plus grande des tissus.

Si l'on essaie de pincer la peau, on sent qu'*elle est adhérente à la tumeur.* Celle-ci est au contraire assez mobile sur sa base ; donc pas d'adhérences avec les tissus sous-jacents comme avec les téguments, signe d'une grande importance au point de vue du pronostic et du traitement, car une tumeur adhérente aux parties profondes rend non-seulement l'opération plus difficile, mais quelquefois incomplète, et expose par là à des récidives rapides.

Si l'on passe à *l'exploration directe*, on constate d'abord des bosselures, plus sensibles au toucher qu'à la vue ; on constate en outre que la tumeur est dure et que *cette dureté rappelle celle du bois* (dureté ligneuse). Une pareille consistance a bien sa signification. Elle est le propre de quelques-unes des tumeurs appelées tumeurs de mauvaise nature. Pour bien s'en rendre compte il faut saisir la tumeur avec les mains, suivant les deux diamètres opposés. En pressant alternativement sur l'un et sur l'autre de ces diamètres, on a une sensation générale plus exacte qu'en palpant seulement du bout des doigts et partiellement, parce qu'en palpant de cette manière on peut tomber sur des points inégalement durs, ramollis, fluctuants même, et se méprendre sur la véritable consistance de la tumeur qui est la consistance d'ensemble. Toutefois, celle-ci étant reconnue, il est bon de s'assurer ensuite si la tumeur ne présente pas des points ramollis (des abcès, des kystes), et pour cette raison les deux modes d'exploration doivent être successivement employés. Chez notre malade, en procédant comme je viens de vous l'indiquer, on reconnaît que la consistance ligneuse est uniforme, homogène, et qu'il n'y a pas d'endroits plus mous les uns que les autres.

Après l'examen de la tumeur, il faut passer à celui des *régions voisines* et commencer par la peau, où se rencontrent souvent de petits tubercules, indice d'une altération plus avancée. *Ici pas de tubercules cutanés.* Si, poursuivent l'examen, on explore les ganglions de l'aisselle auxquels aboutissent les lymphatiques du sein et qui s'engorgent dans les affections cancéreuses de cette glande, on sent qu'ils sont plus volumineux et plus durs qu'à l'état normal. Mais, chez notre malade, on retrouve les mêmes indurations des deux côtés, de sorte que dans le cas présent, elles n'ont pas une grande valeur. Les ganglions sus-claviculaires et cervicaux, qu'il ne faut jamais oublier d'interroger, quand ceux de l'aisselle sont envahis, sont également hypertrophiés de chaque côté.

Les *symptômes physiologiques* sont à peu près nuls. La malade a bien éprouvé quelques douleurs lancinantes de loin en loin, seulement si peu accusées qu'elles ne méritent qu'une simple mention. Rien ne trahit une infection de l'économie. Cependant, bien que la tumeur ne paraisse encore constituer qu'une affection toute locale, d'après les symptômes qu'elle présente et qui permettent de la ranger dans la catégorie des cancers, on peut prédire que l'infection aura inévitablement lieu tôt ou tard.

Voici, sous forme de tableau, les principaux symptômes des tumeurs cancéreuses du sein :

1. Tumeur dure, bosselée.

2. Plus fréquemment incorporée à la glande.

3. Adhérente à la peau. Peau altérée.

4. Base large.

5. Ganglions axillaires engorgés ou non.

6. Quelquefois, autour de la tumeur, nodules multiples.

7. Ulcérations bourgeonnantes ou anfractueuses.

8. Douleurs lancinantes.

Vous voyez que les symptômes du cancer, résumés dans ce tableau, sont bien ceux que présente la tumeur de cette femme, sauf l'ulcération qui n'est pas encore survenue chez elle. Il faut faire maintenant un pas de plus, et après avoir reconnu qu'il s'agit d'un cancer, préciser à quelle variété clinique on a affaire. Est-ce un squirrhe ordinaire? Est-ce un squirrhe atrophique? Est-ce au contraire un encéphaloïde? Le tableau suivant vous permettra de trancher la question.

A. — SQUIRRHE. — Tumeur petite ; — très-dure ; marche lente.

B. — SQUIRRHE ATROPHIQUE. — Tumeur petite ; — rétraction du mamelon ; — quelquefois sein plus petit.

C. — ENCÉPHALOÏDE. — Tumeur envahissante ; — volumineuse ; — vascularisée ; — consistance inégale.

Chez notre malade le cancer appartient à *la forme squirrheuse*, bien qu'il n'en soit pas un exemple des mieux caractérisés.

Avancer que cette tumeur est un cancer, c'est assez dire combien le pronostic est grave.

Nous en ferons l'ablation. Seulement il y aura une perte de substance considérable : toute la peau du sein devra être sacrifiée. Quant aux ganglions axillaires, qu'il est de règle d'extirper en même temps que la glande, nous devrons ici forcément les respecter, ne pensant pas que leur développement ait eu le moindre rapport avec celui de la tumeur.

B. — Voici maintenant une *seconde malade*, Philippine P....., qui porte également une tumeur du sein droit, *dont le début remonte à 28 ans*, et qui présentait à cette époque le volume d'une petite noix. Très-mobile dans les premières années, cette tumeur n'aurait contracté des adhérences avec la peau qu'au bout de 3 ou 4 ans, et seulement dans un endroit très-limité à la partie externe du sein. Elle serait restée stationnaire et indolente jusqu'à la fin de décembre 1865, et se serait développée depuis au point d'acquérir en 5 mois le volume d'une tête d'adulte.

La malade est âgée de 54 ans, non réglée depuis 6 ans.

Elle s'est toujours très-bien portée, et *aujourd'hui encore son état général est excellent*, ainsi que vous pouvez le constater. Rien dans les antécédents n'est capable d'expliquer la formation de cette tumeur.

On est tout d'abord frappé *de son volume excessif, de ses bosselures*, de sa teinte violacée par plaques, et des grosses veines qui la sillonnent; aussi serait-on tenté de croire à l'existence d'un encéphaloïde si l'on s'en tenait à cet examen superficiel.

Mais déjà, en regardant de plus près, on constate que la tumeur offre une *base rétrécie*. Si l'on cherche quels rapports elle a avec la peau, on reconnaît qu'elle lui adhère, non pas cependant d'une façon uniforme, et que celle-ci est distendue, tiraillée, amincie. *Pas d'adhérences avec les parties profondes;* la tumeur jouit en effet d'une assez grande *mobilité* sur sa base. En la prenant à pleines mains, on sent qu'elle est *médiocrement dure* et qu'elle se laisse déprimer suivant les points où on l'explore. Dans les endroits qui correspondent aux bosselures, il existe une fluctuation manifeste, révélant un liquide renfermé dans des cavités, c'est-à-dire *des kystes*, et vu la teinte violacée de la peau à ce niveau, il est permis d'avancer que le contenu est une *sérosité roussâtre* dont la couleur est trahie par l'amincissement des téguments. Dans les points qui ne présentent pas de kystes on a la sensation d'une *consistance élastique, résistante, adénoïde*.

Sur la périphérie de la tumeur on ne rencontre pas de nodules cutanés indurés, comme dans les cas de cancer. Le mamelon n'est *ni rétracté, ni induré*, et ce qu'il est important de signaler, c'est, qu'en dedans du sein, on retrouve une *portion de la glande*, qui est restée complétement étrangère à la tumeur.

L'examen des ganglions axillaires et sus-claviculaires ne fournit que des résultats négatifs.

Quel est le diagnostic? Est-ce une tumeur cancéreuse? Est-ce au contraire une hypertrophie glandulaire?

Reportez-vous au tableau des symptômes du cancer. En faveur de son existence vous trouvez : la dureté, les bosselures et la vascularisation, et contre cette supposition : *la consistance inégale, la base relativement étroite, l'intégrité des ganglions coïncidant avec un volume considérable, l'intégrité du mamelon et d'une partie de la glande. La prodigieuse indolence du mal pendant 25 ans.* L'idée d'un cancer étant éliminée, reste celle d'une hypertrophie glandulaire, d'une hypertrophie kystique.

Le tableau suivant, où j'ai résumé les principaux caractères des hypertrophies du sein, vous prouvera que telle est bien la nature de cette tumeur. Ces caractères variant un peu suivant le volume des hypertrophies, j'ai cru nécessaire de diviser ces dernières en hypertrophies petites, grosses et énormes.

1° HYPERTROPHIE PETITE. — Tumeur *globuleuse*, peu dure, bosselée; — très-mobile sur la base; — sans adhérences cutanées; — peu ou pas liée à la glande.

2° GROSSE. — *A.* (HYPERTROPHIE KYSTIQUE). — Tumeur inégale; — *bosselée*; — *saillante*; — irrégulièrement dure; — très-mobile sur la base; — base peu large; — peau amincie; — *bleuâtre* par places; — quelques lobules *fluctuants*;

B. (HYPERTROPHIE SOLIDE). — Mêmes signes; — consistance plus dure, plus égale.

3° ÉNORME. — *Grand volume* caractéristique.

L'hypertrophie peut porter sur les *éléments glandulaires* ou sur le *tissu conjonctif*; le diagnostic en est difficile quand il n'y a pas de kystes; ce n'est heureusement pas le cas de notre malade, chez laquelle on trouve une série de kystes dont le volume égale pour quelques-uns celui d'une petite pomme, et dont l'existence justifie pleinement la dénomination d'*hypertrophie kystique,* que nous avons donnée à la tumeur.

Le pronostic des hypertrophies du sein, quoique bien moins grave que celui des cancers, est cependant sérieux.

Ces tumeurs peuvent rester pendant fort longtemps avec leurs caractères régulièrement hypertrophiques, et prendre quelquefois sans cause connue un accroissement rapide et menaçant. Trop souvent, le chirurgien lui-même est la cause involontaire de ces métamorphoses redoutables. Enlevez partiellement de pareilles tumeurs, contentez-vous de les cautériser sans vous attacher à emporter tout le mal, et vous verrez sous l'influence de ces causes, si puissamment excitantes, des modifications rapides se passer dans la trame pathologique. L'irritation formative recevra une impulsion nouvelle, et non-seulement la plaie de l'opération pourra ne pas se cicatriser, mais encore devenir bourgeonnante et fongueuse. Les culs-de-sac glandulaires que vous aurez imprudemment ouverts, laisseront proliférer au dehors leurs contenus épithéliaux dont l'activité nutritive est si puissante. Peu à peu les caractères du néoplasme se modifieront ; le tissu s'éloignera davantge du type normal ; l'hyperplasie atteindra son maximum d'activité et finalement vous aurez affaire à des tumeurs volumineuses, envahissantes, bourgeonnantes, très-vasculaires, qu'au point de vue clinique vous serez obligé de ranger parmi les plus redoutables des cancers.

Toutefois ces masses glandulaires atteignent des proportions gigantesques sans que leur texture cesse de représenter le type normal. Il est rare cependant que, lorsqu'elles acquièrent un volume considérable, elles ne renferment pas un certain nombre de kystes, dont quelques-uns contiennent parfois une grande quantité de liquide. Ces kystes se développent aux dépens des éléments glandulaires du tissu (vésicules et canaux sécréteurs et excréteurs), et depuis quelques années le microscope a permis de suivre pas à pas leurs étapes néoplasiques depuis l'instant de leur genèse jusqu'à celui de leur maximum de développement. La présence de ces cavités kystiques m'a même paru assez constante pour que je me regarde comme autorisé à en faire *un caractère précieux de diagnostic* entre les hypertrophies glandulaires volumineuses du sein et le cancer encéphaloïde du même organe, avec lequel on est si exposé à les confondre.

La science possède déjà un grand nombre d'exemples de ces hypertrophies de grandes dimensions. Depuis que les micrographes et M. Lebert en particulier ont mieux fait connaître la texture des tumeurs du sein, les chirurgiens sont sur leur garde et la confusion qui a dû se produire souvent avant les travaux modernes n'est plus aujourd'hui que l'exception. Vous trouverez dans les traités classiques un certain nombre d'observations de ces hypertrophies volumineuses; M. Velpeau en rapporte une des plus remarquables dans son *Traité des maladies du sein*. Il s'agit d'une femme de 51 ans, portant au sein gauche une hypertrophie kystique qui mesurait 36 centimètres dans son grand diamètre vertical, 30 centimètres dans son grand diamètre transversal, 75 à 80 centimètres de circonférence à la base, et 1 mètre 20 centimètres à 1 décimètre au-dessous de la base. Cette masse énorme était pédiculée, et le pédicule s'étendait de la deuxième à la septième côte. Elle faisait une saillie de 20 centimètres sur le plan du thorax. La malade, dont l'état était au reste profondément débilité, refusa toute intervention chirurgicale; elle succomba au bout de peu de jours, et à l'autopsie on trouva que la tumeur était constituée par les éléments de la glande et par d'énormes cavernes. Le poids de ce gigantesque néoplasme atteignait 40 livres.

Pendant mes treize années de service à l'Hôtel-Dieu, comme chirurgien en chef désigné, et comme chirurgien-major, j'ai eu l'occasion d'opérer un très-grand nombre d'hypertrophies glandulaires du sein (voir la statistique de la fin). Deux surtout frappèrent beaucoup mon attention par leur prodigieux développement. Je vous rappelle en quelques mots l'histoire de ces cas intéressants.

Le premier fut observé, en juin 1856, chez une femme de la campagne, âgée de 47 ans, d'une vigoureuse constitution et d'une menstruation encore régulière, quoique peu abondante. Le sein droit avait fait place à une *tumeur dont la circonférence, à son point le plus excentrique, ne mesurait pas moins de 80 centimètres et 57 centimètres au pédicule.* Surface irrégulière, bosselures volumineuses et fluctuantes tenant à la présence de kystes, dont quelques-uns de très-grande dimension. Peau amincie et adhérente, rosée et bleuâtre par place; coloration qui trahit celle du liquide situé au-dessous ; mobilité sur les parties profondes ; grosses veines tortueuses; pas de ganglions; douleurs insignifiantes.

Ablation par incision elliptique, après anesthésie préalable ; réunion possible par suture enchevillée.

28 jours après la malade quittait l'hôpital, après avoir eu des suites opératoires très-simples, traversées seulement par un érysipèle insignifiant. La plaie était cicatrisée sauf sur deux points où restaient encore deux surfaces saignantes de très-bon aspect, et dont le diamètre ne dépassait pas celui d'une pièce de 2 francs.

La tumeur pesait 15 livres. L'examen anatomique nous montra qu'elle était constituée par une partie solide, disposée en forme de coque et par un liquide contenu dans celle-ci. Cette coque était de très-inégale épaisseur, puisque, sur quelques points, elle mesurait jusqu'à 10 et 12 centimètres, tandis que sur d'autres elle n'offrait que quelques millimètres à peine. La constitution de cette couche était de nature glandulaire : lobes et lobules volumineux : cloisonnements interlobaires et interlobulaires.

Une sérosité hématique occupait l'intérieur de cette poche glandulaire.

L'analyse histologique vint confirmer les idées que nous nous étions faites tout d'abord sur la nature de cette tumeur, dont la coque présentait comme éléments constitutifs simples des culs-de-sac caractéristiques très-développés avec épithélium nucléaire.

Au mois de septembre de la même année, j'eus l'occasion d'observer une deuxième hypertrophie mammaire dont les proportions, quoique moins fortes, étaient cependant encore considérables. Elle s'était développée, sans cause appréciable, chez une jeune femme de 26 ans. Elle siégeait du côté gauche; le début remontait à 8 ans; lors de son apparition, la malade n'était donc âgée que de 18 ans. A cette époque : augmentation de volume, sans douleur aucune; dureté plus grande de la glande malade. Pendant cinq ans, le mal resta d'une indolence parfaite; mais au bout de ce temps, la malade s'étant mariée et étant devenue enceinte, la tumeur prit en quelques mois le volume considérable qu'elle avait au moment de l'opération. Après la délivrance et au moment de la fièvre de lait, l'accroissement fut encore plus exagéré, et il s'échappa par le mamelon une petite quantité de lait. Trois ou quatre semaines après l'accouchement, le sein s'ouvrit du côté de l'aisselle et donna issue à une verrée environ d'un liquide en tout semblable à du lait.

A la même époque se formait un abcès dans la glande mammaire du côté droit.

Au moment de l'opération, *la tumeur mesurait à la partie la plus volumineuse, 70 centimètres de circonférence* et 40 *centimètres de pédicule*. Elle pendait au devant du ventre et de la poitrine, de manière à reposer sur les cuisses, quand la malade se trouvait assise. Si la patiente gardait la position verticale, la tumeur descendait à 3 ou 4 centimètres du pli de l'aine. La forme qu'elle affectait était celle d'un immense sac cutané rempli d'une masse solide pédiculée.

La peau qui enkystait cet énorme néoplasme était encore mobile sur la presque totalité de la surface; cette mobilité était surtout accusée à sa base. Sa forme hypertrophique se trahissait par les bosselures régulières, rénitentes, élastiques, à densité adénoïde. Sur quelques points cependant, la main percevait une sensation assez franche de fluctuation qui nous fit diagnostiquer des kystes dans l'épaisseur de la masse. De grosses veines sillonnaient les parties superficielles de cette dernière.

L'état général était excellent. Les ganglions axillaires avaient conservé leur intégrité.

L'ablation de la tumeur se fit sans trop de difficulté, la malade étant soumise à l'action de l'éther. Les lèvres de la plaie purent être réunies par suture enchevillée. Un mois après la guérison était parfaite; la plaie se trouvait complétement cicatrisée, bien qu'ici encore un érysipèle ait momentanément retardé cette heureuse terminaison.

L'examen anatomique démontra que la tumeur était constituée par des lobes de grosseur variable, composés eux-mêmes de lobules réguliers. Ils étaient soutenus par une trame fibroïde plus ou moins abondante suivant les parties examinées. Un des lobes était remarquable par la netteté de ses contours et ressemblait, à s'y méprendre, à une glande mammaire à l'état normal.

Au sein même de la trame pathologique, on rencontrait un kyste du volume d'un œuf de poule, plein d'un liquide séro-albumineux. En outre, çà et là, comme perdus au milieu du tissu, on voyait de petits kystes glandulaires, dont le volume variait d'une tête d'épingle à un petit pois. Ils renfermaient une sérosité limpide. Dans un point seulement et nettement enkystée, on découvrait une matière jaunâtre, molle, qui s'échappait à la pression sous la forme d'un amas butyreux.

La vascularisation peu accusée, d'une façon générale, l'était cependant davantage dans les cloisons interlobulaires.

Le microscope démontrait comme élément fondamental des culs-de-sac glandulaires, à contours arrondis, de volume variable, de formes diverses et remplis d'épithélium nucléaire.

Cette observation, remarquable à plus d'un titre, vous montrera une fois de plus encore combien les tumeurs glandulaires peuvent s'accroître rapidement sous l'influence d'une suractivité fonctionnelle, et de causes en définitive du domaine physiologique. C'est là un précieux enseignement, qui ne doit pas être perdu de vue dans la thérapeutique de ces néoplasmes.

L'ablation complète est la seule opération qu'on doive pratiquer en pareille circonstance, opération toujours grave parce qu'indépendamment des hémorrhagies plus ou moins abondantes auxquelles on est exposé, et des accidents communs à tous les grands traumatismes, on substitue à la tumeur une plaie étendue, difficile à recouvrir à cause de la grande quantité de peau qu'on est obligé d'enlever, et suivie nécessairement d'une suppuration longue et abondante.

C. — Je vais vous montrer maintenant une jeune fille de 21 ans, Benoîte D....., qui présente également une tumeur du sein droit, datant de 15 mois, très-petite dans le début, très-volumineuse aujourd'hui, et dont le rapprochement avec celles que je viens de faire passer sous vos yeux complétera l'étude diagnostique de ces tumeurs de la mamelle.

Pendant près de 14 mois, cette tumeur ne faisait aucun progrès, elle était indolente, très-mobile sous la peau, qui avait conservé tous ses caractères, *lorsqu'il y a 1 mois 1/2 elle est devenue tout à coup douloureuse et a pris un développement considérable;* en même temps la peau a perdu sa coloration normale, qui a fait place à une teinte rouge, uniforme, augmentant progressivement avec la tumeur.

En six semaines, le sein a acquis *le volume d'une tête d'en-*

fant, accroissement qui doit immédiatement attirer votre attention.

Si vous regardez cette tumeur, vous serez aussitôt frappés de la *rougeur vive qui entoure le mamelon*, et du volume des veines qui rampent sous la peau.

Le mamelon est saillant, non induré. La tumeur est irrégulièrement hémisphérique, bosselée, et les bosselures ne présentent pas une coloration rouge sensiblement plus prononcée que dans leur intervalle. Cette rougeur, avons-nous dit, est uniforme, non violacée, et n'est interrompue que par les veines, qui tranchent sur elle par leur teinte bleuâtre. Elle offre ceci de particulier qu'elle se fond graduellement avec la teinte rosée de la peau ambiante.

Partout où la rougeur existe, la peau est adhérente à la tumeur, et complétement mobile ailleurs.

La base de la tumeur *est large* et *mobile d'une manière absolue* sur les tissus sous-jacents.

Sa consistance est assez ferme, sans être très-dure, et très-inégale.

Il y a en effet *des points résistants et des points fluctuants*, et ceux-ci sont plus étendus que les autres, tellement qu'on croirait, en explorant seulement la partie centrale de la tumeur, avoir simplement affaire à un abcès. Mais les points indurés sont également manifestes; ils sont situés au milieu de la partie fluctuante, correspondent aux intervalles des bosselures et n'occupent pas exclusivement la périphérie. D'ailleurs le début de la tumeur et les bosselures qu'elle présente excluent l'idée d'un abcès phlegmoneux primitif. Je ne veux pas dire par là que le liquide soit constitué par de la sérosité, non, il y a eu de la douleur quand la tumeur s'est subitement accrue, cette douleur s'est accompagnée d'une rougeur vive, et il est probable qu'à ce moment on aurait pu constater des symptômes de réaction générale, de sorte que le liquide, après avoir été séreux, pourrait bien être aujourd'hui *de la sérosité purulente*, du pus même se rapprochant plus ou moins de celui des abcès chauds.

On ne peut songer à un cancer, vous n'avez besoin, pour vous en assurer, que de vous reporter encore au tableau que je vous en ai tracé; en effet, pas de ganglions engorgés, pas de nodules multiples périphériques, pas de dureté ligneuse; tumeur à base étroite; état général bon.

On est conduit à admettre une hypertrophie kystique à cause de la marche de la maladie, des symptômes qu'elle présente, de l'absence de l'engorgement ganglionnaire coïncidant avec un volume considérable, et de l'âge de la malade. L'hypertrophie a seulement une physionomie un peu différente dans ce cas; sa rougeur vive, et les douleurs qui ont marqué son augmentation rapide dans ces derniers temps, annoncent qu'elle a subi un travail inflammatoire et que les kystes ont suppuré. Le diagnostic peut donc être ainsi formulé : *hypertrophie kystique simple dans le début, suppurée actuellement.*

A. — *Opération de Jeanne C......, le 5 juin 1866.*

Ethérisation difficile et incomplète ; incision circulaire à la base de la tumeur, qui est facilement disséquée ; pas d'adhérences avec le grand pectoral ; ablation de quelques noyaux sous-aponévrotiques ; 10 ligatures ; pas de réunion ; pansement simple.

Suites de l'opération : La journée qui suit l'ablation de la tumeur se passe sans accident.

Le 6. — Céphalalgie ; pouls à 98 ; la malade n'a pas dormi cette nuit.

Le 7. — Premier pansement ; plaie grisâtre ; suppuration encore peu abondante ; pouls à 90.

Le 8. — Deuxième pansement ; suppuration abondante ; pus bleu, fétide.

Le 9. — Deux pansements par jour ; meilleur aspect de la plaie ; la malade demande à manger.

Les suites n'ont rien présenté de particulier; peu à peu la plaie s'est mise à bourgeonner, et s'est resserrée dans le début, plus rapidement à partir du 20e jour.

Le 12 juillet. — Elle était diminuée des 3/4.

Le 16. — Il restait encore une plaie linéaire de bon aspect.

La malade demande à sortir. Comme elle était en bonne voie de guérison, on lui signe son *exeat*.

B. — *Opération de Philippine P......, le 4 juin 1866.*

Ethérisation préalable; deux incisions curvilignes étendues transversalement de l'aisselle à la partie interne du sein, sont pratiquées l'une au-dessus et l'autre au-dessous de la tumeur; le mamelon est compris dans leur intervalle; à la première incision (la supérieure), ouverture d'un kyste volumineux, d'où s'écoule un liquide séro-hématique; d'autres kystes semblables, mais plus petits, sont ouverts pendant l'opération; dissection attentive de la tumeur; toute la glande est enlevée, la portion saine comme le reste; hémorrhagie assez abondante; onze ligatures pratiquées au fur et à mesure qu'une artère est ouverte; réunion, au moyen d'une suture enchevillée, seulement des trois quarts supérieurs de la solution de continuité, dont le quart inférieur et externe ne se prête pas à la synthèse; pansement simple; la malade est portée à son lit.

Suites de l'opération. Le jour même, bon état général pas d'hémorrhagie; pas de douleurs; pas de fièvre.

Le lendemain 5. — Tension légère du sein; quelques douleurs; pouls à 90; *bouillon; tisane et potion avec alcoolature d'aconit.*

Le 6. — Premier pansement; suppuration très-fétide, et déjà assez abondante; état satisfaisant de la plaie; *même prescription.*

Le 7. — Langue blanche; bouche mauvaise; soif ardente; plaie grisâtre; insomnie; douleurs assez vives; *bouillon; limonade cuite; lavement laxatif pour le lendemain dans la matinée.*

Le 8. — Meilleur aspect de la plaie; suppuration moins fétide; soif toujours vive; chute d'une ligature pendant le pansement; *eau gazeuse et sirop de groseilles.*

Le 9. — Le bon aspect de la plaie se maintient; chute d'une autre ligature.

Le 11. — Les autres ligatures tombent successivement;

on enlève les points de suture; pas de réunion immédiate, mais peu d'écartement des bords de la plaie.

Rien de particulier jusqu'au 17.

Le 17. — La malade a un peu de diarrhée; état local bon; resserrement des bords de la plaie.

Le 19. — La plaie devient de nouveau grisâtre; *pansement avec la teinture d'aloès.*

Sous l'influence de ce pansement, la partie qui a été suturée et qui s'est désunie prend une teinte rose et marche à la cicatrisation, tandis que la partie inféro-externe reste grise et blafarde.

Le 5 juillet. — La cicatrisation s'arrête; l'angle externe de la plaie est de plus en plus grisâtre.

Le 10. — Ecartement des lèvres de la plaie qui est alors béante.

Le 16. — Il semble que la partie externe a de la tendance à bourgeonner; suppuration séreuse, plus fétide que les jours précédents.

17. — On voit survenir des bourgeons vasculaires mollasses; pour les réprimer à leur début, *on les recouvre d'un morceau de canquoin qui est laissé en place depuis la visite du matin jusqu'à 9 heures du soir.*

Le 18. — Les bourgeons se sont étendus; on enlève l'eschare faite la veille; *seconde application de canquoin laissé en place pendant 24 heures.*

Le 19. — Les bourgeons dépassent la partie cicatrisée; *troisième application de canquoin qu'on enlève à 4 heures du soir.*

Le 20. — Eschare volumineuse qu'on détache comme les jours précédents avec les pinces et le bistouri; douleurs lancinantes; malgré cela l'état général est bon.

Le 23. — Les bourgeons repullulent et envahissent bientôt toute la plaie qui devient fétide et grisâtre; on a beau les panser avec l'acide phénique et les cautériser de nouveau, ils s'étendent tous les jours et la sanie ichoreuse qu'ils sécrètent en abondance ne perd pas sa fétidité.

Le 17 août. — Perte d'appétit; faciès altéré.

Le 23. — La plaie devient de plus en plus douloureuse, on la panse avec du laudanum.

Le 28. — Plaie entièrement recouverte de bourgeons fongueux; suppuration très-abondante.

Le 30. — La malade est très-faible; faciès terreux; diarrhée depuis hier soir; pouls petit.

Le 1er septembre. — Affaissement général ; diarrhée persistante ; pouls filiforme, dépressible.

Le 5. — Mort dans l'adynamie.

L'autopsie n'a pu être faite.

C. — *Opération de Benoîte D.....*

Ethérisation. L'opération fut divisée en deux temps :

PREMIER TEMPS. — Dans le doute, une incision fut pratiquée sur la partie la plus proéminente de la tumeur ; un flot de pus phlegmoneux s'en échappa, et il fallut résoudre instantanément la question de savoir si l'on avait affaire à un simple abcès ou à une hypertrophie kystique suppurée ; l'incertitude ne dura pas longtemps, et le diagnostic fut tranché en faveur de cette dernière ; l'anatomie-pathologique donna raison à cette manière de voir.

DEUXIÈME TEMPS. — L'ablation dut être pratiquée ; deux incisions curvilignes circonscrivirent la tumeur, qui fut disséquée et enlevée sans difficulté et sans beaucoup d'hémorrhagie ; trois ligatures suffirent ; réunion au moyen de la suture enchevillée ; pansement simple.

Suites de l'opération.

Le 17. — Nuit bonne; pas d'hémorrhagie; pas de douleurs; langue sèche; soif vive; peau chaude; pouls peu accéléré.

Le surlendemain de l'opération on fait le premier pansement; on sent en dehors un petit point fluctuant; un fil de suture est enlevé; issue d'un peu de sérosité sanguinolente.

Le 19. — La plaie a un bon aspect; sur ses bords légère rougeur érysipélateuse; *lotion au perchlorure de fer; pansement simple.*

Le 20. — La rougeur a disparu; *seconde lotion au perchlorure.*

Le 21. — Les derniers points de suture sont enlevés; réunion incomplète, par places.

Le 23. — Plaie bourgeonnante peu étendue; pus de bonne nature; on permet à la malade de se lever.

Le 1er juillet. — Plaie longitudinale cicatrisée dans la plupart des points.

Le 3. — Cicatrisation complète.

Exeat le 7.

III. — TUMEURS DU SEIN.

DEUXIÈME PARTIE.

Anatomie pathologique des tumeurs opérées. — Structure du squirrhe. — Structure de l'hypertrophie kystique. — Détails intéressants de structure sur l'hypertrophie kystique suppurée. — Concordance parfaite de la clinique et de l'analyse histologique. — Tissu mammaire hétérologue. — Tissu mammaire homologue. — Statistique.

II.

MESSIEURS,

Après l'analyse symptomatologique détaillée à laquelle nous nous sommes livré dans la première partie de cette conférence clinique, il est indispensable de passer à l'*étude anatomo-pathologique des tumeurs opérées.*

Ce travail vous sera, je crois, très-profitable, puisqu'il vous apprendra à rattacher tel et tel symptôme à telle et telle lésion et qu'il vous permettra d'acquérir des notions nettes et rigoureuses sur la constitution des néoplasies de la glande mammaire.

A. — En premier lieu, je vous soumets la tumeur squirrheuse de Jeanne C.... Ce qui frappe tout d'abord dans ce néoplasme, c'est la *transformation complète du tissu glanduloire*, aussi bien que de la forme de la glande elle-même. En vain chercherait-on les caractères physiques et anatomiques de la mamelle; en vain même, chercherait-on quelque chose qui les rappelât; tout a été remplacé par le tissu pathologique, qui n'a pas laissé trace de l'organisation primitive.

Si nous procédons des couches superficielles aux couches profondes, nous trouvons que *la peau fait corps avec le néoplasme*, qu'elle est considérablement amincie, et qu'isolée par le bistouri, elle ne présente ni la souplesse, ni la consistance normales. Elle offre çà et là de fines arborisations vasculaires.

Le mamelon est déformé et profondément altéré. Loin de faire saillie, il est déprimé, rétracté et comme retiré en dedans.

La tumeur elle-même forme une masse à grand diamètre transversal, à périphérie mal délimitée et se confondant insensiblement avec les tissus ambiants. *Sa forme* n'a rien de régulier, *sa consistance* est très-grande. Point d'élasticité; la tumeur résiste au doigt qui cherche à la déprimer.

La surface de section n'est pas uniforme. — Le néoplasme

est noyé dans une atmosphère adipeuse, dont les lobules ont conservé leur intégrité anatomique. Sur les limites du tissu pathologique, ils acquièrent cependant une densité plus grande. *La coupe de ce même tissu est grisâtre, lardacée, çà et là comme vitreuse.* Elle est sillonnée par une multitude de tractus blanchâtres et fort résistants, qui tranchent nettement sur l'aspect terne du reste de la coupe. Au centre de cette dernière on aperçoit quatre ou cinq orifices, dont le plus considérable ne mesure pas moins de deux millimètres de diamètre. Ce sont, à n'en pas douter, les orifices de section de conduits galactophores, démesurément agrandis et profondément modifiés dans leur structure. Si l'on presse la tumeur, vous voyez s'échapper par ces orifices des cylindres vermiformes, sur la composition desquels le microscope nous donnera les renseignements les plus instructifs.

Enfin, le raclage et la pression amènent à la surface de section une abondante formation d'*un suc blanc laiteux,* paraissant très-riche en éléments solides. — *La vascularisation* est peu prononcée.

B. — Bien différente, au contraire, est la volumineuse tumeur de Philippine P..... La peau est bleuâtre et violacée sur un grand nombre de points ; mais cette coloration tient, comme je vous le disais avant l'opération, à la teinte du liquide des kystes, qui perce à travers le tégument. Ce dernier est aminci, mais cet amincissement est plutôt le résultat de l'énorme distension qu'a dû subir à ce niveau l'enveloppe cutanée que celui d'une altération de tissu. Effectivement, la dissection démontre qu'il n'y a pas fusion entre la tumeur et son revêtement tégumentaire ; ce dernier s'isole facilement avec le bistouri, et, une fois isolé, on peut s'assurer qu'il n'a perdu ni la consistance, ni la souplesse normales. Dans les intervalles que laissent entre eux les kystes, c'est-à-dire dans les endroits où la distension a été portée à des limites moins exagérées, on retrouve même une notable quantité du tissu conjonctif de la couche sous-cutanée. *L'adhérence de la peau est donc beaucoup plus apparente que réelle.*

Quant à la tumeur, vous voyez quelle masse énorme elle représente. *Sa forme est bosselée; sa consistance, liquide au niveau des kystes,* est au contraire élastique, rénittente, adénoïde sur les autres points. Loin de se fondre avec les tissus ambiants, elle en est isolée par *une sorte de capsule cellulo-fibreuse* fort résistante au dehors surtout, très-amincie et presque nulle sur les parties du néoplasme qui correspondent à la peau. Cette tumeur paraît avoir si peu de tendance à l'envahissement, que, sur les limites de sa portion sternale, on retrouve encore *une portion assez considérable de la glande mammaire, qui est restée saine* et qu'on sentait au reste avant l'opération.

La surface de section rappelle immédiatement à l'esprit la *structure normale de la glande mammaire.* Loin d'être confondus sans agencement anatomique bien déterminé, les éléments affectent une disposition des plus régulières. La tumeur se divise en *une série de lobes*, dont le volume varie de celui d'une noisette à celui d'une grosse noix. Ces lobes présentent entre eux des cloisons, qui les unissent autant qu'ils les séparent et donnent à l'ensemble de la masse une assez grande cohésion. A ces lobes correspondent, comme éléments constitutifs, des *lobules*, dont l'aspect granulé tient à l'accroissement considérable de volume qu'ont pris les éléments simples de la glande, c'est-à-dire les vésicules glandulaires. Quelques-unes de ces dernières mesurent jusqu'à un millimètre de diamètre. Les contours de ces lobes et de ces lobules sont fort réguliers. En essayant de dilacérer la tumeur on parvient, comme vous le voyez, à isoler assez nettement les lobes et les lobules, si bien que, sur quelques points de la surface de dilacération, ils revêtent par leur ensemble la forme d'une grappe de raisin.

On a donc ici la *reproduction exacte de la forme normale, mais avec un accroissement gigantesque des proportions*. Cette intéressante lésion hypertrophique permet de se faire une excellente idée de la structure normale de la mamelle ; elle permet, pardonnez-moi cette expression, de faire de l'anatomie microscopique sans le secours du microscope. Rarement, je crois, vous trouverez des circonstances aussi favorables pour l'étude de la structure des organes ; rarement vous verrez l'anatomie normale si bien servie par l'anatomie pathologique.

A côté de ces lobes régulièrement hypertrophiques, s'en

trouvent d'autres au sein desquels se sont développés *des kystes*. Ces derniers varient de la grosseur d'un pois à celle d'un œuf de poule. A la partie inférieure et externe de la tumeur s'en rencontre un plus volumineux encore. Ces kystes ont un *contenu séreux et séro-hématique*, comme ceux, par exemple, qui donnaient à la peau une teinte cyanique. Quelques-uns ont *un contenu semi-liquide et presque colloïde*.

Cette masse volumineuse ne jouit que d'une *vascularisation médiocre*.

Enfin, à la pression et au raclage, il ne s'écoule *pas de suc proprement dit*, mais bien une sérosité, rare et colorée par des éléments sanguins ; elle ne présente aucun caractère spécial et ne ressemble pas du tout au suc fourni par la précédente tumeur.

C. — Quant au troisième néoplasme, que je place sous vos yeux, celui de Benoîte D.., il se recommande comme les deux premiers par des particularités fort intéressantes. Tout d'abord il s'agit de savoir si le diagnostic porté est exact et s'il n'est point infirmé par la présence de pus dans la poche, qui constituait en majeure partie la tumeur. En d'autres termes, avions-nous affaire chez cette malade à *un véritable abcès*, ou bien s'agissait-il d'un *kyste glandulaire dans lequel se serait opéré un travail de suppuration ?* Telle est la question que je vais essayer de résoudre.

Bien qu'avant l'opération j'aie fait mes réserves sur l'éventualité d'une inflammation et de ses conséquences, je suis obligé de croire encore à une tumeur primitivement kystique, dont le contenu se serait modifié, dans ces derniers temps, sous l'influence de conditions que j'aurai à examiner plus tard. Cette manière de voir me semble suffisamment motivée par les raisons suivantes : 1° l'exploration scrupuleuse de la poche, montre non pas une cavité unique, mais une série de cavités communiquant ensemble par des orifices de grandeur variable et rappelant très-bien les locules qui s'observent dans des kystes pluri-loculaires de glandes en grappe; 2° si l'abcès s'était primitivement développé dans la trame de la glande, il est probable qu'il y aurait produit des désordres beaucoup plus considérables; 3° d'un autre côté, sa surface est loin de présenter l'aspect plus ou moins régulier de la paroi d'un abcès ordinaire. Elle est au contraire inégale, anfractueuse et couverte de fongosités ; 4° en admettant l'abcès comme maladie primitive, on serait bien obligé de convenir qu'il doit appartenir à la classe des abcès froids, puisque la tumeur a mis beaucoup plus d'un an à se développer. Il serait toutefois demeuré, pendant ce long espace de temps, d'une indolence tout à fait exceptionnelle, et bien qu'on ait prétendu que les collections purulentes chroniques ne sont pas douloureuses, il est cependant très-rare qu'elles traversent une si longue série de jours sans avoir sur la sensibilité un retentissement plus ou moins accusé. C'est habituellement au début que ces phénomènes nerveux attirent le plus l'attention des malades. Chez la nôtre rien de semblable n'a eu lieu avant l'éclosion de l'inflammation ; 5° le pus n'est pas non plus celui d'un abcès chronique, c'est un pus phlegmoneux par excellence, rappelant à tous égards celui fourni par les phlegmasies à évolution rapide ; 6° enfin, une dernière raison toute anatomique serait, il me semble, de nature à entraîner la conviction. Autour de la poche purulente se trouve une zone bien nettement hypertrophique. Au sein des lobes hypertrophiés se voient un grand nombre de petits kystes, à contenu granuleux, à paroi peu résistante. Cette zone adénoïde présente en outre une remarquable vascularité. C'est elle qui formait à la partie liquide de la tumeur cette base indurée que vous avez distinctement sentie avant l'opération.

Dans l'hypothèse d'une *tumeur kystique suppurée*, tout au contraire paraît s'expliquer à merveille : lenteur de la marche au début ; indolence parfaite du néoplasme ; formation d'une poche pluri-loculaire ; zone hypertrophique périphérique ; kystes glandulaires à la première période de leur développement. Sous l'influence de chocs et de frottements répétés (le sein y est très-exposé) ; sous l'influence aussi des manœuvres multipliées d'examen, il a pu naturellement se produire des modifications importantes de la poche kystique, qui pas plus que les autres tissus n'est à l'abri de l'inflammation suppurative. Avec cette dernière apparut le cortége obligé des phlegmasies : accroissement rapide de volume par genèse très-active, d'éléments purulents ; production de bourgeons volumineux aux dépens de saillies papilliformes comme il s'en trouve habituellement à la face interne des anciens kystes et dont la trame est si bien disposée pour recevoir l'impulsion de l'irritation formative; rougeur, adhérence et amincissement de la peau, pus phlegmoneux, etc., etc.

En ne me contentant pas seulement d'inciser la poche purulente, en l'enlevant au contraire complètement — elle et la zone périphérique — j'ai non seulement été logique avec mon diagnostic, mais encore j'ai réalisé une opération radicale qui me paraissait indispensable. Si je m'étais borné à ouvrir la poche, il est infiniment probable que je n'aurais fait que donner à l'irritation formative un surcroît d'activité, dont le résultat eût été la production de fongosités à la surface de l'incision et surtout l'accroissement rapide de la zone hypertrophique sous-jacente. Tôt ou tard il aurait fallu recourir à l'amputation partielle ou totale du sein, mais alors dans des conditions bien autrement désavantageuses et peut-être avec les terribles appréhensions de la récidive que bien assurément nous n'avons pas à redouter aujourd'hui.

Ce danger n'est point illusoire, et s'il fallait un exemple pour entraîner votre conviction je vous prierais de vous souvenir de l'histoire de la jeune femme couchée actuellement au n° 25 de la salle Sainte-Anne. Cette malade entra l'année dernière à la clinique, et plusieurs de vous l'ont certainement examinée à cette époque. Elle présentait un abcès de la paroi abdominale. La poche fut ouverte avec le caustique; le récollement des parois se fit avec une très-grande lenteur; la suppuration fut des plus abondantes; enfin, après avoir traversé une série d'accidents dont le plus marquant fut un érysipèle, elle quitta l'hôpital à peu près complètement guérie; il restait un trajet fistuleux qui paraissait devoir se fermer dans un laps de temps très-court. Loin cependant de se cicatriser, les bourgeons charnus de l'orifice fistuleux, peut-être sous l'influence des mouvements incessants de la paroi abdominale, rendus plus énergiques et presque continus par les occupations de la malade, les bourgeons charnus augmentèrent de volume et constituèrent bientôt une tumeur à caractères des plus inquiétants, si bien que cette malheureuse jeune femme rentra dans le service avec un champignon fongueux qui atteignait les dimensions d'une tête de fœtus à terme. Il fut enlevé à l'aide de la cautérisation, mais l'espoir d'une guérison ne fut que de bien courte durée; l'eschare ne tomba que pour nous montrer une récidive, et une récidive des plus terribles, puisque trois à quatre mois ont suffi pour donner à la nouvelle tumeur un volume à peu près double de celui de la précédente. Aujourd'hui cette malade est épuisée, aussi bien par l'abondance de la suppuration que par la prodigieuse activité du travail néoplasique. L'état de ses forces ne nous permet même pas un nouvel effort thérapeutique, lequel, sans doute, ne serait pas plus heureux que la tentative faite récemment avec le caustique.

III.

Complétons maintenant l'examen anatomo-pathologique de ces tumeurs du sein et voyons si les données fournies par le *microscope* concordent bien avec les données fournies par la clinique et par l'étude anatomique à l'aide des moyens ordinaires. M. le docteur Christot a examiné avec beaucoup de soin ces trois néoplasmes, et voici les résultats que lui a fournis l'*analyse histologique*.

A. — La première de ces tumeurs se compose *d'une trame conjonctive et élastique,* au sein de laquelle se trouvent répartis les éléments fondamentaux du tissu pathologique. Ces éléments sont : 1° *de grandes cellules* à bords pâles et irréguliers, à contenu granulé ; elles mesurent jusqu'à 00^{mm},05 et au-delà ; 2° *des noyaux* également très-volumineux, à contours réfringents, à forme nettement arrondie ou elliptique, tranchant sur le champ décoloré des cellules dans lesquelles ils sont inclus. Ces noyaux, qui presque tous possèdent un nucléole facile à découvrir à cause de son volume, de ses dimensions et de l'aspect brillant de sa surface, ces noyaux sont pour la plupart à l'état libre. Ils sont en majorité dans la néoplasie ; les cellules sont relativement rares. Dans les espaces intercellulaires aussi bien que dans les noyaux et les cellules elles-mêmes se trouve une notable quantité de fines granulations, de gouttelettes et de vésicules adipeuses.

Le suc exprimé par la pression et par le raclage se compose des mêmes éléments cellulaires, seulement beaucoup ont été dilacérés par l'effort qui les a obligés à quitter le tissu néoplasique ; d'une quantité relativement considérable de matière granulo-graisseuse ; de quelques débris de fibres conjonctives et élastiques.

Les cylindres vermiformes qui remplissent les conduits galactophores ont avec le suc précédent une complète analogie de composition. Les parois de ces conduits présentent un très-riche réseau de fibres élastiques.

B. — Bien qu'à la rigueur l'examen de la tumeur de Philippine P....., à l'aide des moyens ordinaires, soit suffisant pour en faire reconnaître exactement la nature, il n'est pas inutile de pousser plus loin l'analyse et de demander au microscope des détails précis sur les éléments simples de ce tissu pathologique.

Les culs-de-sac glandulaires, dont les plus volumineux sont d'une étude si facile sur la coupe, grâce à leurs dimensions exagérées, n'ont pas partout une régularité uniforme de contour. Plus ils sont volumineux, plus ils s'éloignent de la forme arrondie de l'état normal. Leur enveloppe offre alors une épaisseur inégale et une sinuosité de paroi qui, sur beaucoup, va jusqu'à une dilatation ampullaire et variqueuse. Les bosselures, les divertricules, les culs-de-sac secondaires qui en résultent s'engrainent très-exactement avec ceux des éléments glandulaires voisins. Partout, contention régulière du contenu vésiculaire; partout, équilibre parfait entre les différents éléments constitutifs du lobule; nulle part des foyers épithéliaux libres.

Ces culs-de-sac présentent par place seulement un *épithélium marginal* composé de belles cellules pavimenteuses, décolorées, transparentes, très-pâles, polyédriques, à noyau arrondi, le plus souvent elliptique, plus foncé que le reste de l'élément. Sur quelques culs-de-sac le revêtement épithélial est complet; ce sont ceux qui appartiennent aux lobules de petit volume; sur les autres, au contraire, une partie plus ou moins grande de la paroi est en contact avec des éléments épithéliaux qui n'affectent pas entre eux d'arrangement bien régulier et qui, avec une quantité parfois considérable de matière granuleuse, constituent le contenu vésiculaire. Quelques culs-de-sac de petite dimension ont conservé leur épithélium nucléaire; il en est d'autres qui présentent un épithélium mixte; enfin, les plus volumineux ne renferment qu'un nombre insignifiant de noyaux épithéliaux.

Le liquide des kystes est très-albumineux. Il tient en suspension : 1° une grande quantité de fines granulations albuminoïdes; 2° des éléments sanguins, hématies et leucocytes, plus ou moins altérés; 3° de grandes cellules arrondies à paroi fortement réfringente, contenant dans leur intérieur vingt ou trente hématies plissées, ratatinées, à contours chagrinés, en voie plus ou moins complète de régression. Ces cellules présentent la plus grande analogie avec celles qu'on trouve dans les glandes vasculaires sanguines (rate par exemple) à l'état normal et qu'on désigne quelquefois sous le nom de cellules granulées d'Ecker ; 4° des cellules épithéliales, intactes ou déchirées, débris probable de l'épithélium pariétal qui sur quelques points offre une véritable stratification ; 5° d'une très-grande quantité de tablettes de cholestérine.

Ces différents éléments varient beaucoup dans leurs proportions respectives, suivant, bien entendu, que le contenu kystique est séreux, séro-hématique ou colloïde. Dans ce dernier surtout il y a prédominence presque exclusive des éléments épithéliaux et de la matière granuleuse.

La capsule cellulo-fibreuse, aussi bien que les cloisonnements interlobaires et interlobulaires qui en émanent, se composent de faisceaux conjonctifs, très-fins, entrecroisés dans toutes les directions et offrant, en assez grande abondance, des éléments élastiques et quelques corps fusiformes fibro-plastiques.

Il est inutile de vous faire observer l'énorme différence qui existe entre les deux néoplasmes que nous venons d'examiner. Dans l'un, transformation complète de la trame glandulaire primitive ; disparition de tout élément qui rappelle l'état normal; productions d'éléments qui, sans avoir la valeur spécifique qu'une école micrographique leur accorde encore, se trouvent habituellement dans les tumeurs à marche envahissante et destructive; dans l'un, *tissu hétérologue.* Dans l'autre, au contraire, exagération de l'état normal, hypertrophie et hyperplasie des éléments glandulaires, mais le type fondamental reste le même; ici donc *tissu homologue.* Vous savez quelles différences correspondent à ces deux variétés dans la symptomatologie, dans le diagnostic, dans le pronostic et dans le traitement. Je suis heureux de vous montrer qu'ici le microscope a donné une précieuse sanction à nos précédentes études et qu'il est moins souvent en désaccord avec la clinique que beaucoup se plaisent encore à le dire.

C. — Quant à la dernière tumeur, la tumeur de Benoîte D...., elle est composée de deux parties principales : 1° Un kyste purulent dont le contenu ne diffère en rien au point de vue de la composition élémentaire du pus des abcès chauds ordinaires. Les parois de ces kystes sont tapissées de bourgeons fongueux composés d'une trame fibrillaire rare et lâche, au sein de laquelle on observe des noyaux fibro-plastiques, des corps fusiformes et de fines granulations. Ils sont alimentés par un riche réseau vasculaire. 2° Une zone adénoïde à éléments hypertrophiques réguliers et à petits kystes glandulaires. Cette zone présente une vascularisation bien supérieure à celle qu'on rencontre d'habitude dans les tumeurs hypertrophiques. Les kystes qui se trouvent en contact avec la poche purulente et qui par conséquent ont dû subir l'influence de l'inflammation, renferment des leucocytes en quantité variable.

IV.

En terminant l'histoire de ces tumeurs, je tiens à vous donner quelques notions sur la gravité de l'opération qu'elles nécessitent, c'est-à-dire sur l'amputation du sein.

Voici les résultats statistiques généraux de dix ans de pratique chirurgicale à l'Hôtel-Dieu de Lyon.

STATISTIQUE DE 1852 A 1862.

Sur un total de 222 opérations de tumeurs du sein pratiquées pendant une période de 10 ans, on trouve :

    175 guérisons,
    42 morts,
    4 récidives connues,
    1 cas douteux.

Total.... 222

Soit pour 100 : Guérisons.......... 78, 82
                Morts.............. 18, 91
                Récidives connues... 1, 80

Sur ce total de 222 opérations :

153 ont été pratiquées *pour des tumeurs cancéreuses,*
 69 *pour des tumeurs hypertrophiques,* dont une chez un homme.
———
222

Résultat des opérations dans les cas de cancer.

    Guérisons........ 109 cas.
    Morts........... 39 —
    Récidives connues. 4 —
    Cas douteux...... 1 —
                        153 cas.

Soit pour 100 : Guérisons....... 71, 24
            Morts 25, 48
            Récidives connues. 2, 61

Causes de la mort :

Récidive	1 cas.
Fièvre traumatique...............	3
Erysipèle......................	10
Pyohémie	3
Hémorrhagie...................	4
Pleurésie......................	3
Pneumonie	3
Gangrène des lambeaux...........	1
Abcès de voisinage...............	2
Méningite	1
Angine diphthéritique.............	2
Froid intense pendant l'opération ; réaction insidieuse..............	1
Etat typhoïde....................	1
Adynamie	4
Total..........	39 cas.

Résultat des opérations dans les cas d'hypertrophies glandulaires :

        Guérisons......... 66 cas.
        Morts 3
                          ―――
                          69 cas.

Soit pour 100 : Guérisons...... 95, 65
Morts......... 4, 34

Causes de la mort :

Erysipèle.................................... 1 cas.
Erysipèle avec gangrène des lambeaux et suette miliaire......... 1
Abcès de voisinage ; épanchement pleurétique... 1

3 cas.

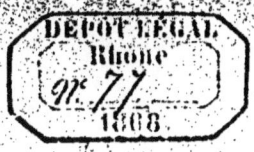

IV. — TUMEURS DE LA LANGUE ET DU PHARYNX.

Tumeurs de la langue, du plancher buccal et du pharynx. — Polyppes naso-pharyngiens; leur traitement. — Procédé essentiellement conservateur, permettant cependant une cautérisation efficace de la surface d'implantation.
Application de ce procédé. — Guérison.

MESSIEURS,

La nature des cas que renferme actuellement le service m'amène à vous parler des tumeurs de la langue et du pharynx, de leurs symptômes, de leur diagnostic et de quelques-unes des opérations qu'elles nécessitent.

I.

Vous pouvez voir au n° 18 de la salle Saint-Philippe, un malade, A. M....., âgé de 72 ans, entré depuis le 12 juillet dans le service. D'après les renseignements que nous donne cet homme, l'affection qu'il porte ne remonterait qu'à *cinq mois*. A cette époque il sentit se développer une petite *tumeur sur le bord gauche de la langue* au niveau des dernières molaires; lorsqu'elle fixa sérieusement son attention elle avait à peine le volume d'un pois, toutefois la marche en fut des plus rapides, car bientôt elle gagna la paroi pharyngienne et, je le répète, cinq mois suffirent pour amener les désordres suivants :

Sur le bord gauche de la langue, au niveau des dernières molaires, on voit une tumeur grisâtre, aplatie, ulcérée sur toute son étendue. La consistance en est grande, la surface irrégulière, les bords en sont déchiquetés.

Là ne se borne point le mal. Cette tumeur linguale se continue en arrière avec une *vaste cavité anfractueuse creusée aux dépens des piliers palatins et de la paroi du pharynx*. Au milieu de cette excavation l'amygdale, plus volumineuse qu'à l'état normal, ulcérée et grisâtre.

A l'aide du toucher pharyngien on arrive à préciser les limites de la tumeur. Elle s'étale presque jusqu'au niveau de l'orifice du larynx. Son tissu est grisâtre, inégalement lobulé; il ne diffère aucunement de celui qui compose la tumeur de la langue.

De la surface du néoplasme s'écoule un liquide ichoreux, sanguinolent, extrêmement fétide, que le malade expulse très-incomplètement.

Les ganglions rétro-maxillaires, sus-hyoïdiens et carotidiens sont durs, volumineux et sensibles au toucher.

Une semblable lésion locale ne vous explique que trop *l'état général déplorable* dans lequel vous voyez ce pauvre malade. Son émaciation est extrême, son teint subictérique, sa faiblesse très-grande, ses digestions ordinairement pénibles, bien qu'il ait conservé quelque appétit. Ici deux genres d'infection contribuent à débiliter l'organisme : le premier tient à la tumeur elle-même, le second au liquide qui s'en exhale et dont une grande partie tombant dans l'estomac est une cause permanente non-seulement de troubles nutritifs, mais surtout de septicémie spéciale dont les résultats sont rapidement désastreux. Comme *troubles physiologiques* locaux, je vous signalerai l'embarras de la parole, de la salivation et de la déglutition.

Le diagnostic de cette affection est facile à poser et il n'est personne qui hésitât à le formuler. C'est à un *cancer de la langue et du pharynx*, et à un cancer de la pire espèce, que nous avons affaire.

Ce diagnostic dit assez la gravité du mal, gravité augmentée par l'étendue de la lésion, par la marche exceptionnellement envahissante et par l'état général.

Quand on pose la question de l'opportunité de l'intervention chirurgicale, la première chose qui se présente à l'esprit est celle-ci : Pourrait-on arriver sur le mal ? A cela je répondrai : A la rigueur oui, mais sans opération préparatoire, non. Pour atteindre ce résultat, il serait de toute urgence d'ouvrir au couteau une voie artificielle.

Parmi les *opérations préliminaires* qui se pratiquent *sur la bouche*, en vue spécialement des tumeurs de la langue, en est-il quelqu'une que nous puissions prendre pour guide ?

En 1838, M. Regnoli dans un cas de cancer de la langue, incisa demi-circulairement la peau au-dessous et à partir des angles de la mâchoire et fit une seconde section médiane descendant jusqu'à l'hyoïde. Les deux lambeaux sus-hyoïdiens furent disséqués, puis renversés de haut en bas de façon à pouvoir détacher les insertions musculaires le long du maxillaire inférieur. On excisa la partie dégénérée ; la plaie fut réunie immédiatement ; au bout de quelques jours la guérison était parfaite. (SÉDILLOT, *Traité de médecine opératoire*, t. II, p. 13.)

Cette opération, qui paraît avoir ouvert la voie aux opérations préliminaires nécessitées par les tumeurs de la langue, est d'une exécution difficile, elle expose à des hémorrhagies abondantes ; enfin elle ne mettrait à découvert que la partie linguale de la tumeur ; elle ne pourrait donc convenir dans le cas qui nous occupe.

Plus tard, M. Sédillot, désespérant de pouvoir extirper un cancer latéral de la langue qui s'étendait jusqu'à l'os hyoïde, sectionna le maxillaire sur la ligne médiane, écarta les deux moitiés de l'os et s'ouvrit ainsi une voie large qui lui permit d'enlever toutes les parties malades sans danger de suffocation. La plaie des parties molles se cicatrisa promptement; la cicatrisation des deux moitiés du maxillaire fut moins facile et on dut les maintenir à l'aide d'une pince à pression continue. Aussi pour obvier à cet inconvénient le savant chirurgien fait-il à l'aide de deux traits de scie une section en coin qui permet une coaptation facile des deux fragments osseux. (SÉDILLOT, *Médecine opératoire*, t. II, p. 43.)

La chirurgie ne s'est point arrêtée dans cette voie d'opérations préliminaires. Le maxillaire étant le principal obstacle au passage de l'instrument tranchant, on a songé à le réséquer partiellement. Les *résections* sont *définitives ou temporaires*.

M. Regnoli, voulant enlever une langue hypertrophique, réséqua la partie médiane de l'os (1838). En 1862, M. Bœckel pratiqua une résection temporaire du maxillaire inférieur pour un cancer de la moitié antérieure de la langue et du plancher buccal. L'étendue du mal, les adhérences de la langue collée contre les incisives rendaient inapplicable le procédé de M. Sédillot. L'opération fut pratiquée de la façon suivante : à 3 centimètres du bord libre de la lèvre on fit une incision horizontale limitée en arrière par les faciales; des extrémités de cette première incision en partirent deux autres verticales séparant le bord inférieur de l'os. Le corps de la mâchoire fut alors sectionné et rabattu sur le cou avec les parties molles auxquelles il adhérait sur toute son étendue. On put à l'aide de cette large voie ouverte au bistouri extirper la moitié de la langue, les sub-linguales et une partie de la sous-maxillaire droite. On remit en place le fragment du maxillaire et on le maintint à l'aide de deux anses de fil de fer recuit fortement serrées.

Les suites de cette opération ne furent pas heureuses; la déglutition devenue impossible par défaut d'action de la langue força d'avoir recours à la sonde œsophagienne. Le malade s'affaiblit rapidement et le huitième jour il succombait asphyxié par des mucosités bronchiques.

Avant cet essai de M. Bœckel, en 1861, M. Billroth, dans un cas de cancer de la moitié gauche du plancher de la bouche, tenta la résection temporaire d'une portion de la mâchoire, de la canine droite à l'avant-dernière molaire gauche, en ayant soin de détacher l'os avec les parties molles adhérentes. Le malade guérit. — Une autre fois, pour un cancer de l'isthme du gosier, ce chirurgien réséqua la branche de la mâchoire après l'avoir sciée au niveau de la dernière molaire. Le malade survécut trois jours à l'opération et succomba à un œdème pulmonaire, suite de la section du nerf vague. (O. HEYFELDER, *Traité des résections*, p. 300 et *passim*.)

De toutes les opérations que nous venons de passer en revue la dernière est assurément celle qui nous offre le mieux la possibilité d'atteindre le mal; mais au prix de délabrements considérables, et cela pour courir les chances d'une guérison extrêmement douteuse. Cette opération me paraît du reste d'une grande gravité; elle présente au premier chef les dangers et les inconvénients des opérations qui se pratiquent au voisinage des voies aériennes et dans les parties profondes du cou. — Les opérés de MM. Billroth et Bœkel donnent une idée des accidents immédiats et consécutifs qu'il est presque impossible d'éviter et dont les conséquences sont constamment funestes. L'opéré de M. Billroth succombe à une section du nerf vague; l'opéré de M. Bœkel meurt huit jours après l'opération asphyxié par des mucosités bronchiques. Joignons à ces dangers ceux non moins grands qui résultent du voisinage des jugulaires, de la carotide primitive et de ses deux branches.

Cette opération, envisagée en elle-même, est donc des plus aléatoires; elle le devient bien davantage quand on songe aux conditions dans lesquelles se trouve notre malade. Son grand âge, la débilité de sa constitution, l'étendue de la lésion, l'envahissement des ganglions rendraient fort aventureuse toute tentative analogue. Le plus sage est donc de s'abstenir et de se borner aux dernières ressources d'un traitement palliatif.

II.

Je reviens à l'opération de M. Sédillot qui me semble mériter dans cette étude critique une place particulière.

Cette opération fort ingénieuse est appelée à rendre à la chirurgie des services réels. Non-seulement elle convient aux tumeurs de la langue, mais encore et surtout à celles qui siégent sur le plancher buccal. Deux fois déjà, en l'espace de peu de temps, vous m'avez vu pratiquer avec succès cette opération et je ne saurais résister au désir de vous rappeler avec quelques détails ces faits intéressants.

Obs. I. — Le premier opéré était un homme de 54 ans, d'une bonne constitution, couché au n° 22 de la salle Saint-Philippe. Il arriva avec un *cancer épithélial du plancher buccal* dont le point de départ avait été la glande sub-linguale du côté gauche. C'est du moins ce que les anamnestiques nous faisaient présumer et ce que l'analyse histologique a démontré après l'extirpation du néoplasme, dont le début remontait à dix-huit mois.

Au moment de l'opération on constatait au-dessous de la langue, sur le plancher buccal, en arrière du maxillaire, une tumeur étalée, proéminente, surtout du côté gauche, où elle s'étendait jusqu'à la première molaire. Du côté droit elle ne dépassait pas la canine. En arrière elle était assez exactement limitée par une ligne oblique allant d'une de ces dents à l'autre. En avant la face postérieure du maxillaire était envahie jusqu'aux incisives et à la canine gauche en partie déchaussées de leurs alvéoles.

Au toucher cette tumeur présentait une dureté ligneuse ; la surface en était finement lobulée et complètement ulcérée. Constamment elle laissait suinter un ichor séro-sanguinolent qui donnait à l'haleine une grande fétidité.

A la région sus-hyoïdienne rien d'apparent, pas d'induration, pas de ganglion compromis.

Les mouvements de la langue étaient gênés, surtout ceux de la pointe de l'organe, aussi la prononciation de certaines lettres ne se faisait-elle point sans difficulté. La déglutition et l'insalivation ne paraissaient que médiocrement difficiles. L'état général était bon.

Le 26 juin, après anesthésie préalable, j'incisai les téguments jusqu'à l'os hyoïde, puis ce premier temps effectué je fis à l'aide de la scie à chaînette la section du maxillaire, en prenant le plus grand soin que cette section portât du côté gauche, c'est-à-dire du côté le plus altéré, de façon à ne pas intéresser les apophyses géni, ni les insertions des génio-hyoïdiens et des génio-glosses du côté droit. Il fut alors facile d'écarter les deux moitiés du maxillaire et d'évider avec le bistouri et les ciseaux courbes les portions altérées, y compris la sub-linguale droite qui offrait une densité inquiétante. Cette ablation put se faire heureusement, sans toucher aux couches musculaires sous-jacentes qui n'avaient point participé au mal. Les dents ébranlées furent arrachées et le maxillaire abrasé avec le davier incisif, suivant son diamètre vertical et suivant son épaisseur. Dès les premiers coups de bistouri une hémorrhagie abondante se produisit, mais le sang pouvant librement s'écouler par l'incision, ne chemina pas du côté du pharynx. Quatre ligatures placées commodément, grâce à l'écartement des deux moitiés de l'os, arrêtèrent promptement l'écoulement sanguin.

L'ablation de la tumeur achevée, une difficulté se présentait. De quelle façon obtenir la coaptation des deux segments de l'os divisé? La pince à pression continue de M. Sédillot me paraissant présenter quelques inconvénients, je fis usage de la suture métallique, employée récemment avec succès dans les pseudarthroses. Je passai donc à l'aide du drill un fil d'argent, en ayant soin que les deux orifices se correspondissent parfaitement de façon à avoir un affrontement exact des extrémités osseuses. Ce temps de l'opération fut d'une exécution commode. Enfin les parties molles furent réunies immédiatement à l'aide de neuf points de suture entortillée.

Nous nous assurâmes à différentes reprises que la langue n'avait aucune propension à tomber dans le pharynx, solidement maintenue qu'elle était par ses attaches musculaires, ménagées avec le plus grand soin pendant l'opération. Le malade pouvait même lui imprimer quelques mouvements de latéralité et de projection en avant, au point de faire dépasser le maxillaire à la pointe de l'organe.

Les suites ont été très-simples. Il n'y eut pas de troubles respiratoires. Seule la déglutition fut troublée pendant les premiers jours, plutôt par la douleur occasionnée par les mouvements de la langue que par la gêne fonctionnelle des muscles que le malade parvenait à vaincre quand on le pressait un peu vivement d'avaler un liquide. Les deux moitiés du maxillaire ne se déplacèrent pas ; le 18 juillet, jour auquel le malade quitta l'hôpital, elles étaient réunies par un cal fibreux qui ne permettait plus que des mouvements insignifiants d'un fragment sur l'autre. La mâchoire s'ébranlait sans difficulté tout d'une pièce et sans douleur, la mastication des aliments solides n'était pas encore possible ; celle des aliments mous, de la soupe de pain, par exemple, s'effectuait facilement. La déglutition n'était plus gênée.

La cicatrisation de la plaie était complète.

Obs. II. — Chez le second malade (45 ans, salle Saint-Philippe, n° 36) il s'agissait également d'un *cancer épithélial du plancher de la bouche* dont le début remontait à décembre 1866 ; seulement il avait eu pour point de départ la muqueuse sub-linguale et le filet qui avait été rapidement détruit. Le mal s'était étendu à toute l'épaisseur de la muqueuse du plancher ainsi qu'à celle de la face postérieure du maxillaire.

A l'entrée à l'hôpital, on constatait au-dessous de la langue une tumeur, étalée, anfractueuse, à lobules irréguliers, paraissant s'enfoncer plus profondément que la précédente, bien que rien ne fût appréciable par la palpation sus-hyoïdienne. — Le mal occupait la face postérieure et le bord alvéolaire du maxillaire d'où les deux incisives médianes avaient été chassées et remplacées par des granulations grisâtres, denses, saignant cependant facilement par le toucher. En arrière et sur les côtés, le mal ne dépassait pas les premières molaires. Surface ulcérée et ichoreuse. Pas de ganglion. État général bon.

Le 28 juin, l'opération fut exécutée comme dans le cas précédent, seulement il fallut enlever les couches les plus superficielles du plan musculaire. Toutefois ce qui fut épargné par le bistouri suffit à maintenir la langue, à laquelle le malade pouvait même imprimer un faible mouvement de projection en avant à la fin de l'opération. L'hémorrhagie fut abondante ; cinq ligatures permirent de s'en rendre maître. On arracha les incisives latérales et le maxillaire ruginé dans une bonne partie de son épaisseur fut suturé à l'aide du drill et d'un fil d'argent. Sept points de suture entortillée suffirent à la réunion des parties molles.

Les suites furent moins simples que dans le premier cas. Le 30 juin, il y eut un accès de délire nerveux et le 2 juillet une rougeur érysipélateuse des bords de la plaie et des régions hyoïdiennes, jusqu'aux creux sus-claviculaires. Quelques cautérisations au nitrate d'argent firent justice de ce commencement d'érysipèle. Au cinquième jour toutes les épingles étaient enlevées, mais la plaie ne se réunit qu'à sa partie antérieure; en arrière l'adhésion manqua et il en résulta une fistule qui, pendant cinq jours seulement, donna passage aux liquides introduits dans la bouche. — Dix-huit jours après le malade pouvait avaler et triturer de la soupe de pain, toutefois ce n'est qu'au bout d'un mois que les deux moitiés de l'os cessèrent de s'ébranler dans les mouvements de la mâchoire inférieure. Le 7 août, jour du départ, on constatait en essayant d'ébranler les deux moitiés du maxillaire que la soudure osseuse était parfaite. La mastication de la viande et des légumes se faisait sans gêne et sans douleur; cependant la mastication des aliments résistants, de la croûte de pain, n'était pas possible. Une particularité physiologique intéressante, c'est que le tiers antérieur de la moitié droite de la langue était insensible aussi bien aux agents mécaniques qu'aux corps sapides. Le lingual du côté droit avait été sectionné pendant l'opération. Le maxillaire offrait, comme dans le premier cas, une vaste brèche étendue d'une canine à l'autre ; cette perte de substance qu'il eût été facile de réparer à l'aide d'un appareil prothétique rendait la prononciation difficile. La plaie était cicatrisée sur toute son étendue, si ce n'est en avant où l'on voyait une surface large comme une pièce de cinquante centimes, suppurant encore. Les bords de cette petite solution de continuité n'offraient aucune induration ; la suppuration était insignifiante. La langue pouvait se mouvoir dans tous les sens, mais d'une manière limitée. La déglutition était facile.

Cette ostéotomie préliminaire ouvre au bistouri une voie large ; elle met la tumeur à découvert et permet d'en poursuivre les prolongements et d'accomplir une opération radicale, seule garantie sérieuse contre les récidives trop fréquentes des cancers épithéliaux. Aucune incision des parties molles ne me paraît pouvoir remplacer l'incision de l'os. Cet avantage n'est pas le seul dont jouisse l'opération de M. Sédillot. Toutes les fois qu'on a à intervenir sur le plancher de la bouche, il faut, à cause de la vascularité des tissus, faire une grosse part à l'hémorrhagie dans l'acte opératoire. Sans une voie artificielle préalable, l'hémostase est d'une difficulté extrême, les ligatures ne peuvent être portées sans les plus grands embarras derrière le maxillaire ; le sang qui ne s'écoule pas au dehors tombe sur l'orifice laryngien et occasionne souvent des accidents fort inquiétants pendant le sommeil anesthésique, sans compter les quintes de toux qui gênent l'opérateur et rendent l'opération plus longue et plus difficile. Chez nos deux opérés ces accidents ont été facilement évités. Chez tous les deux cependant l'écoulement sanguin a été considérable ; mais il s'est fait jour à travers les lèvres de la plaie, et quelques ligatures placées sans peine grâce à l'écartement des deux moitiés de l'os y ont mis promptement un terme.

Je termine ce paragraphe sur les tumeurs de la langue, qu'il m'est impossible de traiter aujourd'hui plus longuement, par un tableau résumé de leur diagnostic différentiel :

DIAGNOSTIC DES TUMEURS DE LA LANGUE.

CANCER. — Tumeur irrégulière. — Bosselée. — Dureté ligneuse. — Ulcère inégal, anfractueux.

TUBERCULES SYPHILITIQUES ULCÉRÉS. — Tumeurs fréquemment multiples. — Disséminées. — Rougeur périphérique. — Consistance plus grande des tissus, sans dureté ligneuse. — Antécédents syphilitiques. — Dans le doute : iodure de potassium.

ENGORGEMENT CHRONIQUE CIRCONSCRIT. — Tumeur circonscrite, ulcérée, sans dureté ligneuse. — Dent cariée. — Quelquefois diagnostic douteux.

III.

La seconde partie de notre étude clinique d'aujourd'hui va être consacrée aux *tumeurs du pharynx*, qui se présentent naturellement après celles de la langue, et dont le service nous offre deux spécimens très-opposés.

A — Au n° 1 de Sainte-Anne, entrait le 2 mai 1867 une femme, Marie H....., âgée de 64 ans et exerçant la profession de ménagère. Le *début* de son mal remonte à *six ans*. La malade éprouva alors tous les symptômes d'un coryza, qui ne disparurent que pour faire place à une gêne de la respiration, qui alla en croissant jusqu'à rendre l'inspiration par les narines à peu près complètement impossible. La déglutition elle-même devint bientôt moins facile.

Si l'on fait ouvrir la bouche à cette malade, on voit que le *voile du palais* est *fortement projeté en avant* au point que la direction de son axe antéro-postérieur est complètement changée. La luette est notablement plus volumineuse que d'habitude.

En abaissant la base de la langue on aperçoit sans difficulté la partie la plus inférieure de la *tumeur*, qui fait au-dessous du bord du voile une saillie d'un centimètre environ. Cette partie sous-palatine de la tumeur est d'un gris rosé, légèrement excoriée par places.

Par le toucher on arrive sur une *masse irrégulièrement piriforme, à consistance fibroïde, à surface légèrement bosselée*. Cette masse ne remplit qu'imparfaitement l'arrière-cavité des fosses nasales; elle avait cependant contracté des adhérences avec la paroi latérale du pharynx et la face postérieure du voile du palais, adhérences récentes et d'une faible cohésion, car il nous a été possible de les déchirer avec l'index. En suivant la rainure qui sépare la tumeur de la cavité qu'elle occupe, on arrive à circonscrire son point d'implantation, exactement limité à l'apophyse basilaire.

Si l'on fait souffler la malade la bouche étant fermée, une portion de la colonne d'air chassée par le poumon passe par la narine droite. Rien ne passe par la narine gauche, qui est donc complètement oblitérée. La respiration est difficile et cette difficulté augmente pendant la nuit. La déglutition est devenue plus laborieuse dans ces derniers temps à cause des limites imposées aux mouvements des muscles de la langue et du rétrécissement de l'isthme du gosier.

Les liquides exhalés par la surface excoriée sont peu abondants et presque toujours sanguinolents; il n'y a jamais eu d'hémorrhagies proprement dites.

L'état général est satisfaisant bien qu'un peu affaibli. Les digestions sont bonnes et l'appétit conservé.

B — Bien différente au contraire est la tumeur que porte cette seconde malade, Adèle B...., entrée le 18, au n° 22 de la salle Sainte-Anne. *Le mal n'est pas très-ancien, il ne date que d'un an,* et cependant l'état général est déjà gravement atteint. L'appétit est nul, les digestions altérées et les forces considérablement affaiblies.

La cause de ce dépérissement, si prompt, siége dans le pharynx. La manière de respirer de la malade, cette espèce de cornage que vous entendez à chaque inspiration un peu profonde attire naturellement notre attention du coté de cette cavité. Si nous cherchons à l'explorer, ce qui nous frappe en premier lieu c'est la forte projection du voile du palais en avant, l'impossibilité qu'il a de se mouvoir et la gêne des mouvements de la base de la langue.

En abaissant celle-ci et en plaçant la malade devant le jour, vous voyez *dans le pharynx une masse irrégulière, bosselée*, qui s'avance jusque sur la face inférieure de la langue dont elle rend difficiles les mouvements.

Cette partie de la *tumeur* est *ulcérée*. Vous jugeriez mal de l'étendue de la lésion si vous vous borniez à cette simple inspection. Le toucher pharyngien révèle des désordres encore plus étendus. Le doigt arrive sur des *lobules durs, squirrhoïdes*, formant une *tumeur étalée* sur la face postérieure du pharynx et sur ses faces latérales. En haut, l'arrière-cavité des fosses nasales est entièrement oblitérée. Les piliers postérieurs font corps avec le néoplasme, dont les amygdales restent cependant indépendantes. Nulle part de tendance à la pédiculisation. Loin de s'isoler, cette tumeur s'associe les tissus qu'elle rencontre, c'est ainsi qu'elle a contracté des adhérences solides avec le voile du palais. Elle transforme le pharynx en un canal étroit et sinueux permettant difficilement le passage de l'air et des liquides de la bouche dans la trachée et l'œsophage.

Le toucher pharyngien est très-pénible. Toutes les fois que nous avons été obligé de le pratiquer il a été suivi d'accès de suffocation, tenant moins au contact du doigt sur l'orifice du larynx, qu'au suintement sanguin causé par la pression du doigt, suintement dont le produit tombe sur la glotte, les mouvements de resserrement et d'élévation du pharynx étant gênés et l'expuition difficile. Ce défaut de fonction fait que les liquides qui s'écoulent de la tumeur, sang et ichor, ne sont qu'incomplètement rejetés par la bouche. La plus grande partie chemine dans l'œsophage.

Vous comprenez combien est grande la gêne fonctionnelle apportée par cette tumeur. La respiration se fait mal. Les narines étant totalement oblitérées, l'air passe constamment par la bouche qu'il dessèche et dans les fortes inspirations il entraîne sur l'orifice glottique l'ichor qui s'écoule de la tumeur, ichor qui ne peut être qu'imparfaitement rejeté en dehors, le pharynx obéissant mal aux actions réflexes qui mettent en jeu sa couche musculaire. De là une toux fréquente, presque continuelle, qui occasionne une grande fatigue.

Le sang et l'ichor qui s'exhalent de la tumeur s'accumulent en partie sur la base de la langue et sur les gencives, de façon à constituer ces croûtes noirâtres, épaisses, assez intimement adhérentes, qui sont autant de foyers de putréfaction dans la cavité buccale.

A l'extérieur la tumeur est appréciable par la palpation au niveau des régions latérales du cou. On sent des masses profondes indurées, et plus superficiellement une chaîne de ganglions volumineux, d'une densité analogue à celle des couches sous-jacentes.

Ces deux maladies prêtent à des appréciations cliniques bien différentes. La dernière, par sa marche rapide et envahissante, par sa tendance à s'assimiler tous les tissus qu'elle rencontre, par son irrégularité, sa vascularité, par le retentissement presque immédiat qu'elle a eu non-seulement sur les ganglions péri-pharyngiens, mais surtout sur l'état général, se range au premier chef dans la classe des *tumeurs cancéreuses.*—La première tumeur, au contraire, au moins au point de vue purement clinique, essentiellement différente des précédentes, appartient à cette classe intéressante de tumeurs qui empruntent à la région une physionomie particulière et qu'on désigne sous le nom de *polypes naso-pharyngiens.*

Avant d'aller plus loin je tiens à vous rappeler aussi succinctement que possible les principaux traits diagnostiques des tumeurs du pharynx, et fidèle à nos habitudes je vous en donne dans le tableau suivant un résumé concis et rapide :

DIAGNOSTIC DES TUMEURS PHARYNGIENNES.

Polype naso-pharyngien (fibreux). — Dyspnée. — Voix altérée. — Voile projeté en avant. — Tumeur ovoïde. —

Bosselée. — Dure. — Implantée sur l'apophyse basilaire. — Fréquemment prolongement vers les narines, l'orbite, la joue, etc., etc.

Cancer du pharynx. — Dyspnée. — Voix altérée. — Voile projeté en avant. — Tumeur irrégulière. — Bosselée. — Dure. — Implantation variable. — Base large. — Adhérences multiples. — Hémorrhagies.

Tumeurs du voile du palais. — Dyspnée. — Voix altérée. — Voile projeté en avant. — Rien dans le pharynx.

Abcès rétro-pharyngien. — Dyspnée. — Voix altérée. — Voile projeté en avant. — Tumeur sur la paroi postérieure du pharynx. — Ovoïde. — Lisse. — Fluctuante. — Fréquemment tumeur blanche cervicale.

La conduite à tenir chez les malades dont nous venons de nous occuper est tout opposée. Chez la dernière, l'étendue du mal, l'impossibilité de l'enlever complètement, les périls très-grands d'une intervention chirurgicale, le mauvais état général, font un devoir de l'abstention. Un traitement palliatif convient seul dans des circonstances de cette nature.

Chez la première malade nous aurons à agir, et à agir d'une manière essentiellement chirurgicale, c'est-à-dire très-efficace.

IV

La thérapeutique des polypes naso-pharyngiens comprend deux indications :

1° *Enlever la tumeur ;*
2° *Prévenir la récidive.*

L'ablation du polype présente parfois de sérieuses difficultés et depuis longtemps déjà les chirurgiens croyant à l'impossibilité de pratiquer une opération radicale en se contentant des voies naturelles ont, à l'aide d'opérations préliminaires, ouvert aux instruments des voies artificielles pour arriver à ce résultat. Ces opérations préliminaires, aujourd'hui très-nombreuses, se multiplient encore tous les jours, et le catalogue en est à cette heure tellement étendu qu'assurément il serait impossible de ne point en omettre. Mon but n'est pas de vous les faire connaître; elles sont bien décrites dans la plupart des ouvrages de chirurgie que vous avez entre les mains et surtout dans la thèse de M. Robin Massé (Paris, 1864), travail auquel on pourrait cependant adresser de sérieuses critiques. Vous trouverez une judicieuse appréciation des plus importantes de ces opérations dans le mémoire de mon collègue M. Delore. (*Bullet. gén. de thérap.*, 1863, p. 349 et passim.)

Dans le plus grand nombre des cas on peut arriver sur le polype sans rien détruire.

Pour réaliser cette assertion d'une chirurgie véritablement conservatrice, nous mettons en usage un procédé simple, d'une exécution facile et certain dans ses résultats. Il ne sacrifie rien et ouvre cependant une voie suffisante aux instruments qu'on doit manœuvrer dans le pharynx; il a surtout l'avantage de mettre en garde contre la récidive par une cautérisation profonde, bien limitée, et sans danger, de la surface d'implantation.

Ce procédé se compose de trois temps principaux correspondant à autant d'indications.

1º *Élargir l'isthme du gosier pour faciliter le jeu des instruments dans la cavité pharyngienne.* — A cet effet on passe derrière le voile un ruban de fil dont les chefs ressortent par la bouche et par le nez, chefs que l'on noue fortement sur un rouleau de diachylon, afin de protéger la lèvre supérieure.

Le voile du palais est ainsi ramassé vers son insertion palatine et l'isthme du gosier agrandi en forme de triangle, ce qui permet d'arriver en ligne droite de la bouche au pharynx, au lieu d'avoir à contourner le bord libre d'un organe flottant.

2º *Détruire le polype.* — Le premier temps effectué, on passe du nez dans la bouche un fil qui permet de ramener par la narine ou une anse métallique ou une anse de corde, dont la flexibilité a parfois un avantage réel. Cette anse sert à étreindre la base du polype, après qu'on l'a fait glisser sur celle-ci avec l'index gauche pour conducteur. La constriction est exercée à l'aide d'un écraseur de forme spéciale dont l'extrémité, à cause de son petit volume peut être poussée jusque sur la base du polype. Le reste de l'opération se fait alors comme dans l'écrasement ordinaire (1).

3° *Prévenir la récidive.* — Ce temps comprend la cautérisation de la surface d'implantation.

Le caustique employé, et qui me paraît avoir sur les autres une incontestable supériorité, est le chlorure de zinc solidifié sous forme de tablette; son application nécessite la mise en usage d'appareils particuliers que je vais vous décrire :

A — *Appareil frontal* (fig. 1). — Coupe de la face, destinée à montrer l'intérieur de la narine gauche, le crâne étant intact. Elle s'exécute par un trait de scie médian, d'avant en arrière, sur lequel on conduit un second trait de scie perpendiculaire, rasant le sourcil en passant près du pavillon de l'oreille.

(1) Cet écraseur se compose d'une forte tige métallique de 20 centimètres de longueur, portant à l'une de ses extrémités un petit anneau perpendiculaire à l'axe et à l'autre un treuil muni d'un arrêt. Il permet de se servir d'une corde ou d'un fil métallique.

Figure 1.

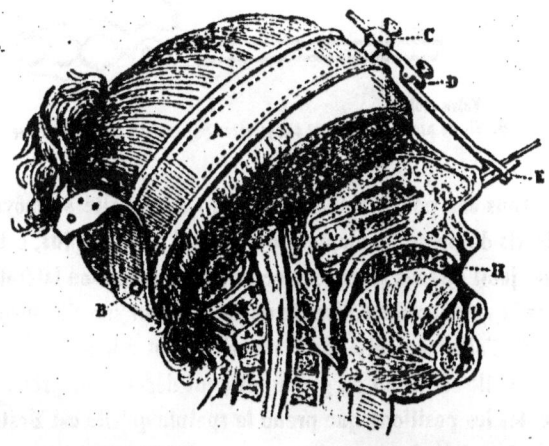

A. Couronne de l'appareil.
B. Bouton d'appareil.
C. Olive tournante.
D. Articulation en genou.
E. Pince terminale.
F. Baleine chargée de caustique.
G. Tampon de charpie.
H. Spatule.

Construit, pour les insufflations de la trompe, sur les données de Kramer, cet appareil se compose d'une couronne et d'une tige mobile. La couronne, faite d'un ressort d'acier, s'adapte et se fixe à la tête par la courroie, au point B; elle porte en avant une olive qui tourne à frottement dur. La tige, cylindrique en haut, est reçue dans l'olive, où elle glisse et tourne à volonté; elle est brisée à son milieu par une articulation en genou; enfin elle se termine par une petite pince (fig. 2).

— 134 —

Figure 2.
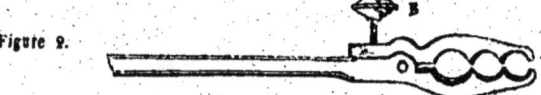

A. Valve mobile.
B. Vis de pression agissant sur la valve par le mécanisme du levier.

Tous ces points mobiles prennent de la fixité au moyen de vis de pression adaptées à chacun d'eux. De plus, cette tige jouit de tous les mouvements : de l'inclinaison latérale, par la rotation de l'olive C; de la rotation sur elle-même et de l'allongement, par la manière dont elle s'unit à l'olive ; elle se fléchit en genou, et peut dès-lors se prêter à toutes les positions que prend la spatule qu'elle est destinée à maintenir.

B — *Spatule*. — C'est une tige d'acier arrondie, longue de 0^m,12 à 0^m,13, et aplatie à l'une de ses extrémités, comme le représente la figure 3, de grandeur naturelle.

Figure 3.
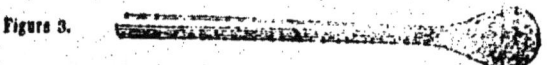

C — *Baleine flexible* (fig. 4). — Destinée à porter le caustique dans le pharynx, elle est longue de 0^m,23 environ, et très-mince, pour contourner facilement le voile du palais; en outre, elle s'élargit à celle de ses extrémités qui reçoit le caustique, et, pour qu'on puisse mieux l'y fixer, elle est percée de cinq ou six trous en cet endroit. L'extrémité opposée n'est percée que d'un trou pour le fil qui fait suivre le trajet de la bouche aux narines.

Figure 4.

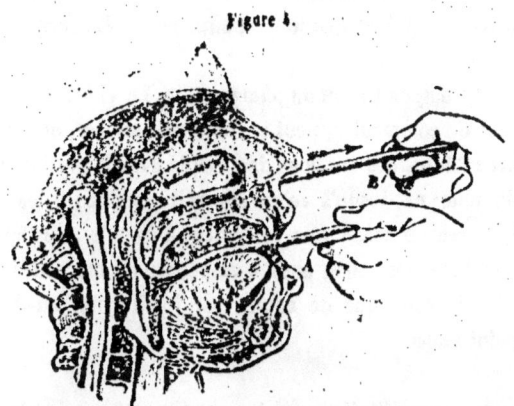

A B. Baleine flexible passée dans la bouche et le nez
A. Extrémité chargée de caustique.

Figure 5.

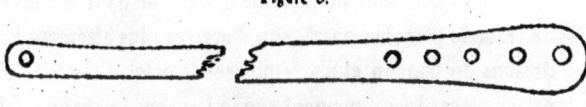

La baleine vue séparément (grandeur naturelle).

Le manuel opératoire est des plus simples :

1° *Passage de la baleine chargée de caustique.* — Au moyen d'un fil passé par la bouche et le nez, et fixé par son chef buccal à l'extrémité de la baleine, on attire celle-ci, puis on lui fait contourner le voile du palais (fig. 4), en même temps qu'avec l'index de l'autre main on dirige l'extrémité chargée du caustique. Ce temps s'exécute avec promptitude et élégance. Une fois le caustique arrivé au point voulu, on charge un aide de maintenir la baleine en place, jusqu'à ce que le tamponnement soit éxécuté.

2° *Tamponnement du pharynx.* — Le chirurgien, pour plus de commodité, peut se mettre en arrière, et conduire avec l'index des tampons de charpie dans la portion nasale du pharynx, jusqu'à ce qu'elle soit remplie ; il les tasse, les serre de façon non-seulement à fixer le caustique au lieu d'élection, mais aussi à empêcher les mucosités chargées de caustique de couler sur le pharynx, au-delà du point malade.

3° *Immobilisation du tamponnement.* — Tandis que d'une main on soutient le tamponnement pharyngien, de l'autre on conduit la spatule par la narine qui a reçu la baleine, en ayant soin de la tenir oblique de haut en bas et de raser le plancher nasal, afin d'arriver plus aisément au-dessous du tampon et d'y remplacer le doigt. Cela fait, on presse assez énergiquement sur le tampon, la spatule faisant levier ; puis il ne reste plus qu'à l'arrêter au moyen de l'appareil frontal (fig. 4).

L'*appareil frontal* peut se placer à ce moment de l'opération, ou encore, si on le préfère, avant de commencer. J'ai fait des deux façons, et je n'ai pas trouvé que l'une fût supérieure à l'autre. Il va sans dire, aussi, que l'appareil sera placé dans une position qui laisse la tige arriver commodément sur la spatule, et que toutes les pièces seront convenablement serrées par les vis de pression. Mais ce sont là des détails auxquels l'habileté de l'opérateur pourvoira largement, sans qu'il soit nécessaire d'en dire davantage. Enfin, l'opération s'achève en rendant au voile du palais sa liberté.

La cautérisation des polypes naso-pharyngiens n'est point une œuvre difficile ; elle ne serait pas douloureuse au moment de l'exécution, si ce n'était la sensation désagréable et les efforts de vomissements que provoquent le contact des doigts, des instruments, et l'immobilisation du voile du palais.

L'opération n'est point, du reste, de longue durée, lorsque le malade s'y prête. Somme toute, elle n'est point de celles qui réclament l'anesthésie, indépendamment des embarras qu'il y aurait à agir pendant la période d'excitation.

La *durée de l'application* reste subordonnée à l'épaisseur des tissus à détruire ; mais il me semble difficile que quatre ou cinq heures ne suffisent pas dans les cas simples, et sept à huit dans les cas compliqués. Au reste, si la première cautérisation n'allait pas à fond, si elle n'entamait pas le périoste, l'eschare tomberait du huitième au dixième jour, et, par ce qui aurait été attaqué, on jugerait du temps nécessaire pour emporter le reste. Quand le périoste est atteint, c'est-à-dire quand la dénudation des os doit suivre la chute de l'eschare, celle-ci met beaucoup plus de temps à se séparer : quinze ou vingt jours environ.

La *douleur* causée par la cautérisation est à son maximum dans les deux ou trois heures qui suivent l'opération ; plus tard, elle devient plus sourde, plus supportable sans pourtant disparaître. Elle est accompagnée d'une *gêne dans la déglutition*, liée à une véritable angine traumatique, mais aussi angine éphémère ; car, au bout de deux ou trois jours, les malades cessent de s'en plaindre.

La *congestion pharyngienne* qui suit la cautérisation se traduit à l'extérieur par une légère bouffissure de la face, particulièrement aux paupières et sur les régions malaires. Elle se traduisait chez un de nos opérés par les douleurs auriculaires que nous avons notées, et par la douleur occipitale qu'exaspérait la rotation de la tête.

La *fièvre* est nulle ou sans gravité, l'appétit revient vite, et généralement, au bout d'un septénaire, tout est rentré dans l'ordre. Il faut une sensibilité spéciale pour que les troubles généraux aient quelque consistance, mais encore, dans ce cas, le pronostic reste très-favorable.

L'*eschare* tombe par petits fragments, du huitième au quinzième jour, quelquefois au vingtième, laissant à nu l'apophyse basilaire et, en partie, l'arc antérieur de l'atlas, si l'on a appuyé le caustique contre la paroi postérieure du pharynx.

Les *soins généraux* sont ceux de toute opération : réduction de régime, boissons délayantes, aussi longtemps que dure le mouvement fébrile ; les *soins spéciaux* se réduisent à des injections nasales détersives, à des gargarismes légèrement astringents, dirigés spécialement contre l'angine, suite de la cautérisation.

Avec le chlorure de zinc, une cautérisation de cinq à six heures suffit. Elle se fait sans danger pour le malade, grâce au soin que nous prenons de protéger les parties voisines ; elle met à couvert des hémorrhagies, avantage que n'ont pas les caustiques alcalins, qui, contrairement au premier, rendent le sang diffluent ; enfin, est-il besoin de faire remarquer que l'intégrité de la voûte et du voile du palais valent mieux qu'une oblitération lente à venir, difficilement complète, qu'une staphylorrhaphie même bien réussie ?

Ainsi, cautérisation en quelques heures, intégrité de la voûte du palais et de son voile, innocuité parfaite, voilà des avantages qu'on ne saurait refuser au procédé.

Ce procédé, employé avec succès par M. Delore, m'a constamment donné les résultats les plus satisfaisants. Cinq fois j'ai eu l'occasion de le mettre en pratique et j'ai pu acquérir la certitude qu'il n'a pas d'inconvénients fâcheux et que la cautérisation profonde qu'il permet est une garantie sérieuse contre la récidive. Chez un jeune malade (Laurent L....., OBS. II de mon *Mémoire sur la cautérisa-*

tion appliquée aux polypes naso-pharyngiens. Gas. hebdomadaire, 1854), une double cautérisation fut nécessaire, mais j'obtins une guérison parfaite et pendant deux ans que je pus observer ce sujet il n'y eut aucune menace de récidive. Dans un cas de sa pratique, M. Barrier employa ce procédé de cautérisation et sept mois après l'extraction du polype on put constater que la guérison se maintenait complète. (Brevet, *Thèse de Paris*, 1855.)

En résumé :

1º La cautérisation sur le point d'implantation des polypes naso-pharyngiens est un moyen de guérison radicale.

2º Avec le chlorure de zinc, elle se pratique d'un seul coup, en cinq ou six heures.

3º Le chlorure de zinc peut être maintenu dans le pharynx sans danger ; son action peut être limitée au point de contact.

4º L'opération est facile ; les suites en sont très-simples.

5º Les avantages du procédé, indépendamment d'une exécution rapide, sont de ne point avoir à diviser le voile du palais, ni à perforer la voûte palatine ; par conséquent de s'exempter, pour plus tard, de la staphylorrhaphie, et de ne point courir les chances d'une réparation tardive ou incomplète de la division du palais.

6° La prudence fait une règle de cautériser tous les polypes du pharynx, et de cautériser, chaque fois, plutôt trop que pas assez.

V

11 mai. — *Opération de Marie H........* — Pas d'anesthésie préalable. Le manuel opératoire ne présente rien de particulier. Une anse métallique composée de trois fils réunis en faisceau sert à étreindre le pédicule, qui est sectionné en une minute. La section elle-même est peu douloureuse; le passage des fils l'est davantage. Hémorrhagie insignifiante.

Le toucher permet d'apprécier que l'arrière-cavité des fosses nasales est complètement libre et que le pédicule a été sectionné sur l'os basilaire.

Cautérisation au chlorure de zinc d'après les règles indiquées.

Le caustique est laissé en place jusqu'à six heures du soir. L'opération avait été terminée à dix heures du matin.

12 mai. — Nuit calme, mais sans sommeil. Souffrances assez vives dans le pharynx et dans la tête. Mouvements de la langue et du voile douloureux. Déglutition difficile. Pouls à 102, 104.

13 et 14 mai. — Les douleurs diminuent. La malade a bien reposé la nuit dernière. La déglutition continue à être pénible. L'expuition est très-abondante, l'ouls à 96.

17 mai. — Le malade rend par la narine droite, dans un effort d'éternûment une portion de l'eschare, qu'elle estime avoir le volume de l'extrémité de l'indicateur. Les symptômes d'angine traumatique sont en pleine décroissance ; le voile du palais tout d'abord projeté en avant reprend peu à peu sa place. Les mouvements de la base de la langue et du pharynx sont plus faciles et la déglutition moins pénible.

L'expuition est plus abondante que les jours précédents ; elle est purulente.

18 mai. — Expulsion par la bouche d'une eschare moins volumineuse que celle de la veille.

La malade rend ainsi soit par par les narines lorsqu'elle se mouche, soit par la bouche, des parcelles de la surface escharifiée.

25 Mai. — *Exeat.* — Depuis le 21 la malade a cessé d'expulser des portions d'eschare.

Aujourd'hui on constate par le toucher que l'élimination est complète et que l'*os basilaire est dénudé*.

La déglutition est facile ; la voix encore un peu nasonnée. État général excellent.

Anatomie pathologique. — Polype de la grosseur d'un œuf de poule, à grand diamètre vertical, à surface inégale, à face antérieure creusée d'un sillon correspondant au bord postérieur de la cloison nasale. Lobule presque pédiculé se moulant sur la narine du côté gauche.

Consistance fibroïde par places. Points beaucoup plus mous.

Pédicule très-court, de la largeur d'une pièce de deux francs environ. Muqueuse vasculaire et amincie, ulcérée au sommet de la tumeur et offrant en avant et du côté droit des lambeaux de tissu conjonctif, trace des adhérences déchirées avant l'opération.

A la coupe : Trame résistante et fibreuse, ne se laissant que difficilement dissocier et contenant dans ses interstices des amas, moins denses, de forme arrondie; sur quelques points le tissu peut se dissocier en lamelles.

Vascularisation plus accusée à la périphérie qu'au centre.

Histologie. — Faisceaux conjonctifs, à nombreux éléments fibro-plastiques, circonscrivant des alvéoles où se logent des culs-de-sac glandulaires, à épithélium nucléaire, granuleux, sans nucléole des éléments sur la plupart. — Culs-de-sac irréguliers, à contour sinueux, atteignant çà et là des dimensions considérables. Dans quelques portions de la tumeur, à la périphérie surtout, on rencontre de nombreux amas épithéliaux, sans revêtement glandulaire, proliférant librement au milieu de la trame conjonctive.

V. — LÉSIONS DE LA VOUTE PALATINE.

Perforations accidentelles de la voûte palatine. — Symptômes et indications thérapeutiques. — Uranoplastie. — Du choix à faire parmi les méthodes anaplastiques. — La méthode à deux lambeaux en pont mérite la préférence. Application de cette méthode. — Succès rapides et complets.

I.

MESSIEURS,

Les perforations de la voûte palatine sont loin d'être rares et cependant je n'ai pu trouver jusqu'ici l'occasion de les étudier avec vous. Le hasard en réunit en ce moment trois dans notre salle Sainte-Anne. Toutes trois se prêtent à des considérations cliniques, anatomo-pathologiques ou opératoires intéressantes ; je n'hésite donc point à en faire le sujet de notre entretien d'aujourd'hui.

A. — Au n° 3 de Sainte-Anne, est couchée une

jeune femme, Victorine P......, âgée de 27 ans, d'une bonne constitution, entrée dans le service le 17 juin. Elle nia énergiquement tout antécédent syphilitique. Pas d'ulcérations aux parties génitales; pas d'éruptions cutanées, pas d'accidents du côté des muqueuses, pas de croûtes dans les cheveux, pas d'exostoses tibiales ou claviculaires. Rien en un mot de spécifique, si ce n'est un *engorgement indolent* et nettement caractérisé *des ganglions sous-occipitaux*.

Le *début* de la maladie ne remonterait qu'à *trois mois*, s'il faut en croire Victorine P....... A cette époque, après des douleurs assez vives dans les fosses nasales et une céphalalgie frontale persistante, *elle moucha du pus sanguinolent*. Les efforts qu'elle faisait pour se moucher exaspéraient les douleurs au point de les rendre insupportables. Elle évitait autant que possible l'expulsion des mucosités nasales et un mois après les premiers symptômes une tuméfaction diffuse apparut sur la muqueuse palatine. Elle se termina par un *abcès*, qui laissa dès lors une *fistule naso-palatine*.

État actuel. — Si maintenant nous faisons largement ouvrir la bouche à la malade, nous apercevons, sur la ligne médiane de la voûte, à trois centimètres des incisives, *une fissure* dont le grand diamètre, antéro-postérieur, ne mesure pas moins *de quinze millimètres*. A l'extrémité antérieure de cette fissure se trouve un orifice arrondi, qui permet l'engagement d'une sonde cannelée de volume ordinaire. Le reste de la perforation paraît fermé par les bords que lui constitue la muqueuse du palais, mais en les écartant à l'aide d'un stylet ou d'une sonde, on pénètre très-facilement dans les fosses nasales et là on fait osciller de droite à gauche, dans une étendue de un centimètre et demi en hauteur, l'extrémité du stylet ; on peut supposer qu'à ce niveau la cloison est détruite sur une large surface. Au reste, avec quelque tâtonnement on arrive à diriger le stylet sur le vomer dénudé, ne présentant point de séquestre mobile. Les bords de la scissure résistent à la pression, ce qui fait espérer que le squelette palatin n'est altéré que sur une petite étendue.

A droite de cette première fissure s'en découvre une seconde, moins étendue dans le sens antéro-postérieur, mais à bords plus irréguliers et plus anfractueux. A l'exploration par le stylet, on tombe sur des fongosités périostiques qui saignent facilement. Pas de perforation de la voûte palatine à ce niveau ; pas d'os dénudé.

Enfin en arrière, entre l'apophyse palatine postérieure et la luette, sur le côté droit de la ligne médiane, vous voyez une rougeur diffuse et un léger soulèvement de la muqueuse. Au toucher on sent une tumeur rénitente, élastique, du volume d'une petite noisette. Cette tumeur n'est pas douloureuse ; la malade ne s'en est aperçue qu'aux troubles apportés dans la déglutition ; elle ne peut préciser l'époque du début. C'est à n'en pas douter une *gomme syphilitique*.

Les *symptômes physiologiques* sont les suivants : nasonnement peu accusé ; passage des aliments liquides et solides de la bouche dans les cavités nasales, le pain mastiqué et insalivé y pénètre malgré le peu de largeur de la fistule. Les mucosités et le pus des fosses nasales tombent constamment dans la bouche, surtout quand la malade se mouche. La déglutition est gênée, non seulement par la fissure, mais encore par la tumeur développée dans l'épaisseur du voile.

Ici bien évidemment une *intervention opératoire* serait au moins *inopportune*. Les lésions sont à leur période d'augment ; la cloison dénudée s'exfoliera en partie ; la muqueuse palatine n'est point dans des conditions favorables de cicatrisation. Nous commencerons par administrer *l'iodure de potassium* et quand l'état local s'y prêtera mieux nous procéderons à la *cautérisation avec le nitrate d'argent*, moyen probablement suffisant dans le cas qui nous occupe. S'il ne l'était pas, nous songerions à l'emploi d'une méthode anaplastique que je vous exposerai tout à l'heure.

B. — Voici maintenant les *pièces nécropsiques* d'une malade sur laquelle j'ai souvent fixé votre attention dans ces derniers jours. Antoinette C....., 36 ans, d'une constitution robuste, salle Sainte-Anne, n° 13, était entrée dans le service le 29 mai. La première chose qui nous frappa à l'interrogatoire de cette femme, ce fut le timbre nasonné de la voix et la difficulté qu'elle éprouvait à se faire comprendre. L'examen de la bouche révéla promptement la cause de ces troubles fonctionnels.

A un centimètre des incisives on voyait sur la ligne médiane une *perforation* de forme elliptique ne mesurant pas moins *de vingt-cinq millimètres* dans son diamètre antéropostérieur et d'un centimètre dans la portion la plus large du diamètre transversal. Les bords en étaient lisses, indurés, cicatriciels, si ce n'est aux deux extrémités. A l'extrémité antérieure se trouvait une surface anguleuse, bourgeonnante, laissant continuellement suinter un liquide séro-purulent, âcre et fétide. En arrière de cette première perforation, séparée par un pont de tissu sain en apparence, en existait une seconde irrégulièrement elliptique, à grand diamètre obliquement dirigé de gauche à droite et d'avant en arrière. Cette fistule aurait permis le passage d'un noyau de cerise. Les bords en étaient sinueux et bourgeonnants ; ils saignaient au contact du stylet.

Là ne se bornaient pas les lésions. L'ébranlement des incisives médianes faisait redouter des altérations plus profondes du squelette de la voûte. De plus, l'abondance de la suppuration qui coulait des fosses nasales, l'aplatissement du nez disaient assez que le plancher des fosses nasales aussi bien que leur cloison avaient eu largement à souffrir du processus nécrosique. L'exploration par le stylet changeait ces appréhensions en certitude. On arrivait dans les cavités nasales, sur des surfaces d'abord fongueuses, puis plus profondément sur le vomer ébranlé, mobile et dénudé sur une large étendue.

Les ganglions préauriculaires et sous-maxillaires étaient engorgés.

Je vous annonçais, dès notre premier examen, que les circonstances étaient ici très-défavorables à toute intervention chirurgicale anaplastique, non pas tant à cause de l'étendue des perforations (on en a comblé de plus vastes) qu'en raison de l'abondance de la suppuration, de l'ébranlement des incisives, des fongosités nasales, de la dénudation et de la mobilité de la cloison.

Pendant le cours du traitement, dont l'iodure de potassium faisait les principaux frais, huit jours après son entrée à Sainte-Anne, cette malade, soumise au génie épidémique qui sévit si malheureusement dans nos salles, fut atteinte d'un *érysipèle de la face*, qui gagna avec rapidité le cuir chevelu et présenta d'emblée des phénomènes généraux très-graves : fièvre intense, délire auquel succéda le coma, contracture peu marquée des membres supérieurs, etc., etc. Malgré une médication énergique elle succombait le 13 juin, après une amélioration passagère qui nous fit espérer une terminaison moins funeste.

L'autopsie démontre des désordres plus étendus qu'on ne le croyait pendant la vie. Sur ces pièces soumises à votre examen vous pouvez constater qu'outre la perforation antérieure, toute la suture comprise entre cette dernière et les incisives est remplacée par les fongosités, si bien que les maxillaires supérieurs isolés des autres os de la face n'ont plus entre eux qu'une cohésion très-faible. Le canal palatin antérieur, beaucoup plus vaste qu'à l'état normal, est également comblé par des fongosités; les alvéoles des incisives médianes sont agrandies, le tissu osseux qui les forme, raréfié et ramolli.

La cloison nasale manque dans ses deux tiers postérieurs et inférieurs. Il ne reste plus du vomer qu'une portion d'un centimètre et demi carré environ, très-mobile, faiblement adhérente à la lame perpendiculaire de l'ethmoïde. La muqueuse qui la recouvre est ulcérée et fongueuse. — Le cartilage de la cloison n'a point été aussi maltraité. Il reste encore sa partie antérieure qui, prenant points d'appui sur l'épine nasale antérieure et sur la lame perpendiculaire de l'ethmoïde demeurée saine, explique pourquoi le nez ne s'est pas effondré davantage.

La muqueuse des cornets et méats inférieurs et moyens des deux côtés prend part à ces altérations. A droite surtout cette muqueuse est fort épaissie, mollasse et ulcérée sur de larges places. Chose importante, *les sinus maxillaires eux-mêmes sont malades.* A droite comme à gauche la muqueuse a cinq ou six fois son épaisseur normale, elle se laisse facilement détacher de la paroi osseuse qui est couverte de fines arborisations vasculaires, traces irrécusables d'ostéite. La face interne est ulcérée sur sa presque totalité. Les antres d'Hygmore sont remplis, le droit de muco-pus, le gauche d'amas caséeux, plus consistants que les amas tuberculeux ordinaires, dont ils présentent les autres caractères. Ils communiquent avec le méat moyen correspondant par des orifices beaucoup plus larges qu'à l'état normal. A droite cet orifice permet le passage d'un pois de volume ordinaire; à gauche il atteint les dimensions d'une pièce de vingt centimes.

Du côté des *tégumens crâniens et de l'encéphale* : cuir chevelu laissant écouler à l'incision une notable quantité de sérosité roussâtre; péricrâne épaissi, se séparant très-facilement de la couche osseuse sous-jacente, qui est parsemée de fines arborisations vasculaires. Infiltration puriforme de la pie-mère et de l'arachnoïde sur les parties latérales des lobes sphénoïdaux et les scissures de Sylvius. A ce niveau les lames superficielles du cerveau sont ramollies et se laissent détacher avec le manche du scalpel sous forme d'une purée rougeâtre. Quelques néo-membranes méningiennes au sommet.

Les autres organes ne nous ont rien présenté de particulier.

C. — J'arrive enfin à la troisième malade, qui va nous fournir le sujet de discussions cliniques et opératoires d'une grande importance.

Jeanne D...., 38 ans, salle Sainte-Anne, n° 23, éprouva

à la fin de septembre 1865 tous les symptômes d'un coryza intense. Lorsqu'elle se mouchait, il s'écoulait par les narines des mucosités mêlées à du pus sanguinolent et fétide.

Dans les premiers jours d'octobre 1865, un *abcès* se forma *à la voûte palatine*, donna issue à quelques gouttes de pus et laissa un orifice qui permettait à peine le passage d'une tête d'épingle, mais qui s'agrandit dans la suite.

Le 6 novembre 1865, cette malade entra à l'hôtel-Dieu, service de la clinique chirurgicale. La *perforation palatine* offrait alors *dix ou douze millimètres* dans son diamètre antéro-postérieur et cinq ou six millimètres dans sa plus grande largeur.

Elle fut opérée une première fois, mais sans succès, au commencement de février. La fistule se reforma aussitôt que les points de suture tombèrent et quelque temps après deux séquestres, relativement volumineux, se détachèrent de la cloison ainsi que de la voûte palatine et purent être extraits par la fistule.

Jeanne D... affirme n'avoir jamais eu d'accidents syphilitiques. Elle eut dans son enfance des croûtes dans les cheveux ; elle a maintenant des douleurs dans le membre inférieur gauche, suivant le trajet des os. Ces douleurs ne subissent pas d'exaspération par la chaleur du lit ; elles n'ont point été amendées par l'iodure de potassium, à l'usage duquel Jeanne D... a été soumise depuis son entrée à l'hôpital.

Etat actuel. — Aujourd'hui on aperçoit au centre de la voûte palatine, sur la ligne médiane, *une perforation* assez régulièrement *circulaire* ayant les diamètres d'une pièce de vingt centimes. Tout autour une zone cicatricielle peu étendue et au fond la cloison nasale érodée, échancrée et détruite partiellement. Cette altération de la cloison se traduit au dehors par un affaissement fortement accusé de la pyramide nasale.

Les inconvénients d'un semblable état pathologique sont très-pénibles. La voix est nasonnée et difficilement compréhensible. La déglutition se fait mal; les aliments solides et liquides pénètrent dans les fosses nasales. Les mucosités nasales tombent à leur tour dans la cavité buccale.

Il est donc utile que la thérapeutique intervienne pour restituer au plus vite à la voûte la continuité qui est nécessaire à l'exercice régulier de ses attributions. Tout s'accorde ici pour commander l'intervention chirurgicale : deux séquestres se sont détachés, la suppuration est tarie, le stylet ne fait découvrir aucun point dénudé, les bords de la fistule naso-buccale sont complètement cicatrisés et malgré une opération antérieure elle est dans de bonnes conditions pour une anaplastie nouvelle.

II.

Pour aborder avec fruit le côté capital de la question, c'est-à-dire la thérapeutique des perforations palatines, je dois étudier en quelques mots l'histoire générale de ces lésions, qui n'ont jamais attiré autant qu'à notre époque l'attention des pathologistes et des opérateurs.

Ces perforations peuvent se ranger sous deux grands chefs. Elles sont *congénitales* ou *accidentelles*. Ces dernières sont *traumatiques* ou *pathologiques*.

Les traumatismes amènent des perforations d'ordres bien différents. Souvent on les observe chez les suicides qui se tirent un coup de feu dans la bouche. Dans ces cas les désordres produits ont constamment une gravité extrême; ils exigent les méthodes complexes de traitement qu'il serait difficile de rattacher à une unité thérapeutique. D'autres fois la solution de continuité est déterminée par une chute sur un corps pointu, la bouche étant ouverte. — Je possède une observation curieuse dans laquelle la plaie palatine fut produite par l'extrémité pointue d'un échalas. La chute avait eu lieu d'un endroit fort élevé.

Cependant ce ne sont point les traumatismes qui produisent le plus souvent ces fistules. Elles arrivent fréquemment à la suite d'*ostéite suppurée* et de *carie syphilitique*, d'*abcès* et de *périostites phlegmoneuses*, d'*ozène* et de *coryza chronique ulcéreux*, de *maladies des sinus maxillaires* (kystes et abcès), etc., etc.

Quelquefois enfin elles sont produites par la main du chirurgien, désireux de s'ouvrir sur l'arrière-cavité des fosses nasales une voie suffisante pour l'ablation des tumeurs qui s'y rencontrent. Vous connaissez tous l'ingénieux procédé de M. le professeur Nélaton pour l'opération des polypes naso-pharyngiens.

Au point de vue de la *situation*, on peut diviser ces perforations *en médianes, latérales, antérieures* et *postérieures*; au point de vue de la *forme*, elles offrent encore plus de dissemblance et *les divisions congénitales* sont à ce point de vue très-différentes des divisions pathologiques. Les premières ont généralement l'aspect de *fentes, simples ou doubles*, suivant que le vice de conformation est unilatéral ou bien qu'il s'accompagne de la présence de l'os intermaxillaire. Dans un grand nombre de cas il occupe toute la longueur de la voûte palatine. Dans d'autres, au contraire, il se borne à sa partie antérieure. Souvent aussi il complique les divisions congénitales du voile du palais, il reste fréquemment limité aux palatins et affecte volontiers la forme d'un triangle à base postérieure.

Quant aux *perforations pathologiques*, elles n'ont pas une uniformité aussi grande. Tantôt ce sont de *simples fissures* plus ou moins sinueuses, tantôt des orifices à bords taillés à pic, irréguliers, se rapprochant plus ou moins de la *forme circulaire ou elliptique*. Les trois malades que je vous ai présentées vous rappellent assez bien les formes qui s'observent le plus habituellement.

La thérapeutique de ces difformités offre un grand nombre de moyens dont les uns ne sont à vrai dire que palliatifs et dont les autres jouissent d'une efficacité variable qui pourrait presque servir ici de base de classification opératoire.

A. — Les moyens les plus simples se sont tout d'abord présentés à l'idée et l'invention des *obturateurs* paraît avoir été le premier pas de l'art de guérir dans cette voie thérapeutique. Cette invention est loin de dater de nos jours ; elle remonte à un chirurgien du XVIe siècle, du nom de Pétronius. A. Paré fit dessiner deux de ces instruments dans ses œuvres. Au XVIIIe siècle l'invention se perfectionna, et aujourd'hui, grâce aux soins de MM. Charrière, Delabarre, Schonge et surtout Préterre, les obturateurs laissent peu à désirer en tant qu'instruments de prothèse. Ils varient à l'infini et je n'ai point mission de vous les faire connaître tous. Les plus répandus sont les *obturateurs en bouton de chemise, les obturateurs à chapeau, les obturateurs à plaque, les obturateurs à ailes*, etc., etc. Ils sont en métal et plus habituellement en caoutchouc ou en gutta-percha.

Un reproche dont sont passibles la plupart de ces instruments prothétiques, c'est qu'ils s'altèrent au contact des liquides de la bouche et des fosses nasales. Ils sont irritants et entretiennent une inflammation qu'on a tout intérêt à éteindre au plus vite. Ils s'opposent à la cicatrisation des fistules et deviennent parfois un objet de dégoût insurmontable pour les malades.

B. — La *cautérisation*, que M. le professeur Jules Cloquet a élevée à la hauteur de méthode générale dans la thérapeutique des fistules, a aussi été vantée contre les perforations palatines. Elle se pratique avec différents caustiques. Les plus employés sont *le fer rouge et le nitrate d'argent*. La cautérisation doit rester *moyen exceptionnel ou complémentaire*, propre seulement à combler des fistules d'un très-petit diamètre ou à aider la cicatrisation dans les cas où elle ne serait faite qu'imparfaitement après l'application d'une méthode anaplastique. La perforation palatine de Victorine P..... est selon toute probabilité justiciable de cette méthode. Je l'emploierai donc aussitôt que l'état local me le permettra ; vous pourrez étudier par vous-mêmes son action.

C. — La *compression sur les joues* n'est applicable qu'aux fissures congénitales, alors que le squelette de la face n'a point acquis toute sa résistance et toute sa solidité. Cette méthode n'est au reste usitée qu'à titre de moyen adjuvant avant l'opération principale. L'idée semble en revenir à Desault, qui la pratiquait avec un simple bandage unissant. Blandin en tira quelque parti, mais il se servit d'un appareil plus compliqué dont M. Demarquay donne la figure et la description dans le *Nouveau Dictionnaire de médecine et de chirurgie pratiques*, à l'art. *bec-de-lièvre*.

D — Arrivons maintenant à des moyens chirurgicaux plus décisifs dans leurs résultats, mais aussi plus délicats et plus périlleux dans leurs applications.

Avant de vous les décrire, je vous rappellerai très-succinctement quelques considérations anatomiques tout à fait indispensables à l'étude critique que nous devons entreprendre. — Trois artères principales animent la voûte du palais : la *palatine antérieure* qui se dégage en arrière des incisives sur la ligne médiane, et les *palatines postérieures*, d'un calibre plus considérable, qui émergent de leur canal osseux au niveau de la dernière molaire, prennent une direction horizontale dans un sillon plus ou moins profond qui leur est réservé, deviennent superficielles et finissent par s'anastomoser avec les branches terminales de la palatine antérieure. — Vous comprenez quel intérêt s'attache, dans les opérations anaplastiques, à la conservation de ces filets artériels.

Un fait anatomique non moins important, c'est *l'épaisseur et la solidité de la muqueuse palatine*, son union intime avec le périoste et enfin la facilité avec laquelle ce feuillet fibreux se détache de la voûte qu'il recouvre.

Ces points une fois rappelés, voyons quels sont les

moyens que la chirurgie met à notre disposition contre les perforations palatines. — Je n'ai pas l'intention de vous donner un catalogue complet de toutes les méthodes et de tous les procédés inventés dans ce but, rien assurément ne serait aussi fastidieux que cette interminable nomenclature, qui n'est point dans les attributions d'un cours de clinique.

La science a hésité longtemps avant d'arriver à une méthode sur la certitude de laquelle on pût compter d'une manière positive, et la *période de tâtonnement*, féconde en procédés dont le nombre disait assez le peu de valeur, vient enfin d'aboutir à une méthode, brillante par les résultats qu'elle a acquis, plus brillante encore par ceux qu'elle promet aujourd'hui et que j'appellerai, si vous le voulez bien, *méthode perfectionnée*.

A cette méthode se rattachent déjà des procédés différents; cependant il en est un qui a réuni d'emblée un grand nombre d'adhésions chirurgicales. C'est celui que nous allons prendre comme type de description ; il est connu sous le nom de *procédé à deux lambeaux en pont*. Voici comment il se pratique :

1° Le malade étant assis en face du chirurgien, la bouche largement ouverte, la tête fortement inclinée en arrière, on commence par aviver les bords de la solution de continuité avec un bistouri ordinaire ou encore avec des ciseaux courbes.

2º On incise ensuite des deux côtés avec le bistouri la muqueuse doublée du périoste, le long de l'arcade dentaire, en ayant soin que les incisions dépassent notablement les limites de la fistule palatine.

3º La pointe d'un bistouri, l'extrémité d'une langue de carpe ou celle d'un grattoir, est alors introduite dans la plaie de dehors en dedans et détache le périoste des surfaces osseuses auxquelles il adhère. On obtient ainsi deux lambeaux tenant seulement à la voûte par leurs deux extrémités et mobiles dans le reste de leur étendue.

4º On rapproche leurs lèvres internes, que l'on réunit par quelques points de suture.

Ce procédé porte aujourd'hui dans la science le nom de M. Langenbeck, à qui toutefois l'on en conteste la priorité.

Les premières publications du chirurgien de Berlin remontent à 1861 ; son opération fut exécutée le 11 mai de la même année. Elle devint le point de départ d'une réclamation de priorité de M. Baizeau, professeur agrégé au Val-de-Grâce, devant la Société de chirurgie. M. Baizeau aurait exposé la méthode à deux ponts au sein de cette société savante en 1858. Cette communication fut suivie d'un travail fort important de M. Larrey à la Société d'émulation. Dans un mémoire sur les perforations et les divisions de la voûte palatine (*in Arch. générales de médecine*, décembre 1861, 5ᵉ série, t. xviii), M. Baizeau décrit sous le titre de *Procédé nouveau* un procédé d'uranoplastie exactement conforme à celui de M. Langenbeck : 1° incision elliptique sur les bords de la perforation ; 2° double incision parallèle aux premières pratiquées le long de l'arcade dentaire ; 3° décollement des deux lambeaux trapézoïdes en rasant l'os de manière à en faire deux bandes en forme de pont ; 4° suture des bords internes de ces lambeaux, à l'aide de fils métalliques. L'auteur rapporte deux observations dans lesquelles l'opération fut pratiquée une première fois le 24 octobre 1860 et une seconde le 18 avril 1861.

A la séance du 31 juillet 1861, M. Gosselin présentait à la Société de chirurgie un jeune homme chez lequel il avait employé avec succès les deux lambeaux à pont, et le savant professeur rapportait à M. Baizeau l'honneur du procédé.

M. Baizeau put donc croire pendant quelque temps avoir seul droit à la paternité de la méthode, lorsque M. Giraldès, dont tout le monde connaît la vaste érudition, revendiqua la priorité en faveur de deux chirurgiens anglais. En 1860, M. Field publiait une planche représentant l'opération de M. Langenbeck et rappelait que déjà elle avait été pratiquée par Pollok et Every en 1853 et 1855.

Enfin dans la même séance (*Société de chirurgie*, 23 septembre 1863), M. Verneuil exhuma un texte de Diffenbach (1833) dans lequel il crut voir décrit le procédé en conteste. La brièveté du texte et son obscurité rendent peu acceptables ces prétentions posthumes et ces droits à la priorité, moins certains encore que ceux des successeurs du chirurgien allemand. Du reste, M. Baizeau connaissait le passage de Diffenbach; il parle même de son procédé dans son mémoire des archives, toutefois il ne le considère que comme une modification du procédé de Krimer.

On le voit, il est difficile de faire la part de chacun dans la question historique. Il en a été pour cette méthode uranoplastique ce qu'il en est pour les grandes inventions; le plus souvent elles ne sont point les œuvres d'un seul et n'arrivent à la perfection qui fait le mérite de la découverte qu'après une série de progrès plus ou moins longs et de tentatives plus ou moins infructueuses.

Quoi qu'il en soit, aujourd'hui le procédé à deux lambeaux en pont est tombé dans le domaine public. Si M. Langenbeck, qui y a attaché son nom, n'en est pas le seul inventeur, il n'en a pas moins le mérite de l'avoir régularisé, d'en avoir montré la supériorité et de l'avoir vulgarisé au point d'en faire une des plus remarquables conquêtes de cette chirurgie réparatrice qui restera une des meilleures créations de notre époque.

Il me faut, pour compléter la description du procédé, revenir sur quelques points que j'ai à dessein passés sous silence.

Le périoste est presque toujours d'un décollement facile.

On exécute ce temps de l'opération avec une rugine en langue de carpe ou même quelquefois avec l'extrémité d'un manche de scalpel. M. Langenbeck se sert de grattoirs coudés qui peuvent apporter quelques commodités à l'opération, sans être toutefois indispensables.

Le passage des fils ne présente pas dans la plupart des cas de grandes difficultés. On peut l'effectuer avec une simple aiguille courbe montée sur un porte-aiguille ordinaire ou bien employer les aiguilles tubulées de M. Startin, qui jouissent de l'extrême commodité de pouvoir se couder sur leur manche et de s'infléchir sous des angles variés. Le porte-aiguille de M. Langenbeck est un instrument fort ingénieux mais qui n'est point nécessaire. L'instrument de M. Depierris trouvera quelquefois son utilité, et dans les cas difficiles et exceptionnels (perforations pré-gingivales) on se servira avec avantage des aiguilles de Follin, aiguilles dont la tige est en fil de fer doux et la pointe seule trempée, ou bien encore des aiguilles à extrémité récurrente construites sur les indications de M. Trélat pour un cas compliqué d'uranoplastie. (*Société de chirurgie, séance du 31 octobre 1866.*)

La nature des fils paraît ne pas être tout à fait indifférente. Tandis que M. Verneuil préconise chaudement les fils métalliques qu'il voudrait voir prendre dans l'uranoplastie la place qu'ils occupent déjà dans les opérations de fistules vésico-vaginales, M. Richet avoue ne pas avoir eu à s'en louer et même ils lui ont paru inférieurs aux fils ordinaires qu'il avait employés comparativement dans la même opération. M. Bauchet ne fut pas plus heureux que M. Richet. Il est vrai que dans les deux cas il s'agissait non d'uranoplastie, mais d'uréthroplastie. Peut-être mieux que le tégument externe les muqueuses supportent-elles les fils métalliques. C'est du moins ce qui paraît ressortir de l'observation de M. Gosselin. (*Société de chirurgie, séance du 31 juillet 1861.*)

Nous pensons que les fils métalliques ne sont point indispensables. S'ils sont mieux supportés par les tissus que les fils végétaux, c'est qu'ils ont des diamètres plus petits. Nous employons donc indifféremment des fils métalliques et des fils de soie très-fins; nous n'avons jamais eu à nous plaindre de ces derniers.

Un accident qui crée souvent de grandes difficultés au chirurgien c'est *l'hémorrhagie*. Elle semble être la règle dans cette opération, et parfois elle devient très-abondante. M. Verneuil a observé des hémorrhagies qui auraient pu être fort inquiétantes si elles n'avaient été arrêtées à temps. Chez un opéré de M. Gosselin l'écoulement sanguin fut considérable; les sutures une fois placées, l'hémorrhagie persistait encore et il fallut pour l'arrêter recourir à des tampons de perchlorure de fer. (*Société de chirurgie, séance du 31 juillet 1861.*) Un chirurgien allemand cité par M. Heyfelder fut obligé d'employer le fer rouge. (*Lettre à la Société de chirurgie, séance du 13 août 1863.*) Généralement les gargarismes à l'eau de Pagliari, la glace portée directement sur les surfaces saignantes ou un tamponnement momentané suffisent pour mettre un terme à l'écoulement sanguin.

M. Sédillot signale comme accident possible *l'enroulement des lambeaux* sur eux-mêmes, aussi a-t-il fait construire pour obvier à cet inconvénient de légères plaques métalliques qui s'arc-boutent contre les arcades dentaires. L'éminent chirurgien semble aussi redouter la trop prompte cicatrice des incisions externes, qui tire en dehors les lambeaux suturés et fait manquer la réunion. Il obvie à cet inconvénient en interposant une mèche de charpie ou tout autre corps entre les bords externes des lambeaux et l'arcade dentaire. (*Médecine opératoire*, tome II, page 56.)

Parmi les accidents consécutifs, indépendamment de la *gangrène*, extrêmement rare dans le procédé à deux lambeaux en pont, mais observée une fois par Roux dans son procédé, indépendamment de l'*inflammation*, du *boursouflement* et de la *suppuration*, de l'*étranglement* et de l'*ulcération* des lambeaux, il en est un à marche fort insidieuse et que le chirurgien doit bien connaître, c'est une *résorption lente de la cicatrice*, totalement différente de l'ulcération. Roux, un des premiers, avait bien décrit ce travail singulier qui envahit les cicatrices, désunit les lambeaux et réduit à néant les plus légitimes espérances. Chez l'opéré de M. Trélat, alors que l'opération semblait avoir complètement réussi et que la suture était parfaitement constituée, onze jours après l'opération ce travail commença et au bout de quelques jours la perte de substance primitive se reproduisait, avec des dimensions moindres il est vrai. Follin, M. Depaul et d'autres chirurgiens ont vu des faits analogues. (*Société de chirurgie, séance du* 31 *octobre* 1866.)

III.

La doublure fibreuse que le périoste forme à la muqueuse est un soutien précieux dont nous aurons plus tard a étudier le rôle physiologique, aussi n'est-ce point d'aujourd'hui qu'on a songé à le décoller. Dès 1831 Roux s'était aperçu des avantages qu'on pouvait retirer de cette manière de faire, aussi n'hésita-t-il pas à l'ériger en principe opératoire. « C'est, dit-il, une chose très-remarquable que
« la membrane fibro-muqueuse qui revêt la voûte pala-
« tine, bien qu'elle soit assez étroitement unie aux os,
« peut en être aisément séparée avec le manche d'un
« scalpel; et qu'après en avoir circonscrit une portion,
« après avoir taillé un lambeau de telle forme ou de telle
« autre, on peut rendre ce lambeau libre par deux surfa-
« ces. On fait cela sur le vivant comme sur le cadavre. Je
« l'avais expérimenté plusieurs fois sur des cadavres avant
« d'entreprendre la première de mes deux palatoplasties,
« et je ne fis la seconde qu'après avoir bien constaté de
« nouveau le peu d'adhérence de la membrane palatine
« aux os qu'elle revêt, adhérence d'autant moindre encore

« que les sujets sont plus jeunes. Les lambeaux ainsi ob-
« tenus sont à la fois fermes et flexibles ; ils se laissent
« incliner en tous sens, même dans le sens de leur laté-
« ralité; de telle sorte qu'un lambeau antéro-postérieur,
« de forme triangulaire et adhérent par sa base peut se
« déplacer à droite ou à gauche dans une certaine éten-
« due en empiétant d'autant sur la muqueuse voisine.
« Deux lambeaux pareils, taillés à peu de distance l'un de
« l'autre, peuvent aussi être inclinés, attirés l'un vers l'au-
« tre jusqu'à ce que leurs bords soient en contact, c'est-à-
« dire jusqu'à ce que l'intervalle qui les séparait soit exac-
« tement rempli. » (*Quarante années de pratique chirurgicale*, tome 1, p. 257.)

IV.

Le résultat définitif de la réparation de la voûte est le retour naturel du fonctionnement régulier qui lui est dévolu. La cicatrice doublée par une lame fibreuse, épaisse et résistante présente les conditions nécessaires de solidité pour la mastication des aliments solides. Mais l'organisme pousse-t-il la prévoyance jusqu'à refaire un squelette aux lambeaux déplacés et à rétablir la continuité de la couche osseuse?

A cette question, plus importante peut-être au point de vue doctrinal qu'au point de vue particulier qui nous occupe, les uns répondent oui, les autres non. L'éclectisme semble en effet impossible en pareille matière.

Je me range sans hésitation du côté des incrédules, et voici les motifs sur lesquels j'étaye ma manière de voir.

1° Et d'abord adressons-nous à la clinique. — M. Heyfelder, qui a vu plusieurs des opérés de M. Langenbeck, déclare n'avoir point observé de régénération osseuse. (*Lettre à la Société de chirurgie, séance du 12 août 1863.*) M. Langenbeck, qui, en 1863, avait pratiqué soixante uranoplasties, avoue que dans le plus grand nombre des cas il n'y a pas de reproduction du squelette palatin. Enfin M. Hueter, chirurgien assistant de M. Langenbeck, confesse n'avoir jamais pu vérifier directement cette régénération, aussi en parle-t-il en partisan peu convaincu (*communication orale*). L'épreuve de l'épingle doit être tenue pour illusoire, comme je vous le démontrerai tout à l'heure.

D'autres chirurgiens recommandables n'ont pas été plus heureux. Dans les cas nombreux de Billroth, dans ceux de Sédillot, de Testelin, d'Hergott, d'Ehrman, de Mulhouse, l'os ne se reproduisit pas. (*De l'évidement sous-périosté des os*, 1867, pages 105 et 106.)

2° Dans cette question d'ostéogénie périostique on a fait trop bon marché de l'observation directe, on s'est contenté de raisonner sur de trompeuses analogies et non sur des faits positifs. On s'est trop empressé d'admettre comme prouvé ce qui demande encore à l'être.

Les expériences sur les animaux ont été le point de départ de ces affirmations si positives ; mais même sur les animaux la régénération osseuse est loin d'être la règle constante. — M. Verneuil présentait à la Société de chirurgie (1864) la voûte palatine d'un jeune chien de six mois, sur lequel une perte de substance de 0, 010 de long sur 0, 008 de large s'était oblitérée le vingt-huitième jour. Deux autres animaux du même âge, opérés de même manière, succombèrent en ne présentant que des traces insignifiantes de reproduction osseuse. Aussi M. Verneuil insistait-il sur la nécessité de n'expérimenter que sur des chiens jeunes et robustes, car la régénération osseuse est entravée par la fièvre ou toute autre affection générale. Que penser de cette restriction ou plutôt de cet aveu ? Ne contraste-t-il pas énergiquement avec les assurances formelles reproduites si souvent ?

M. Marmy est moins heureux encore. — Dans une première expérience sur un jeune chien épagneul, âgé de dix mois à un an, il enlève à l'aide de la gouge et du maillet trois esquilles du plancher palatin, produisant une perte de substance équivalant à peu près à 1 centimètre carré. La réunion de la plaie est complète le lendemain. Soixante jours après on sacrifie l'animal et à l'autopsie aucune trace de reproduction osseuse. — Dans une seconde expérience, sur un chien de sept à huit ans, on pratique la résection sous-périostée de deux portions de la voûte palatine. Hémorrhagie abondante pendant l'opération. Guérison au cinquième jour. Opération pratiquée le 22 octobre 1864; animal sacrifié le 8 avril 1865. Peu de temps auparavant, chose fort importante à noter, *on essaya sans succès d'enfoncer une épingle dans le tissu de la cicatrice qui résista au point de ne pas se laisser perforer.* On ne trouva cependant à l'autopsie aucune reproduction par le périoste, mais seulement quelques jetées osseuses procédant évidemment des surfaces fracturées et quelques granulations osseuses dans la toile fibreuse de la cicatrice. (*Études sur la régénération des os par le périoste* (1865), par le D' J. Marmy.— In *Mémoires de l'Académie impériale de médecine*, t. XXVIIe, 1866.)

Les expériences ne donnent donc point des résultats constants et en donneraient-elles qu'il me paraîtrait singulièrement hasardé de conclure que les phénomènes ne diffèrent pas des animaux à l'homme.

3° Au reste la reproduction osseuse a elle-même ses degrés, et l'uranoplastie sous-périostée n'est pas tant s'en faut la mieux partagée par les croyants de la chirurgie prétendue nouvelle. De tous les périostes, le périoste palatin est déclaré le plus mauvais reproducteur, néanmoins il lui reste assez de sève ostéogénique pour ne jamais être pris en défaut. Je ne me charge pas d'expliquer cette contradiction qui, j'aime à le croire, est plus apparente que réelle, mais qui est peu faite cependant pour entraîner la conviction.

Enfin le merveilleux lui-même semble se mettre de la partie. Au congrès de Bordeaux, j'eus l'honneur de m'entretenir avec un des chirurgiens les plus éminents de notre époque, M. le professeur Broca. Notre entretien tomba sur l'ostéogénie périostique et il me raconta qu'il avait obtenu en cinq jours l'oblitération d'une fissure palatine, et comme je lui demandais s'il pensait avoir obtenu une régénération osseuse en aussi peu de temps, il me répondit : Je le crois. J'avoue que je ne pousse point aussi loin la confiance que mon savant interlocuteur.

Je reste donc dans les rangs des chirurgiens à convertir. J'attendrai pour les déserter des faits positifs et bien observés, des faits cliniques sanctionnés par un examen anatomique sérieux, rendant le doute et la contradiction impossibles. Ces faits, l'avenir nous les réserve peut-être, je le désire ardemment sans oser toutefois l'espérer. Aujourd'hui encore je suis obligé de m'associer pleinement aux sages paroles de Michon, que vous trouverez reproduites dans le savant rapport général de M. Dubois d'Amiens. (In *Mémoires de l'Académie de médecine*, t. xxviie, p. 218.)

On est allé plus loin, et dans un enthousiasme irréfléchi on a prétendu que les travaux modernes avaient inspiré M. Langenbeck dans son opération d'uranoplastie. Prétention singulière, puisque M. Langenbeck avait été précédé par M. Beizeau (1858), que M. Baizeau avait eu pour précurseurs Pollock (1855) et Every (1853), qui eux-mêmes furent devancés par Diffenbach (1834). Enfin, trois ans avant Diffenbach, Roux décollait le périoste (1831). Roux s'était-il inspiré des travaux de Duhamel ou de Vigaroux? il ne nous le dit pas; mais il ne ménageait le périoste que comme organe de protection et de nutrition. Aujourd'hui, nous venons de le voir, le périoste ne s'est point enrichi de propriétés nouvelles.

En résumé :

1° On guérit mieux qu'autrefois les perforations palatines.

2° La raison du succès c'est la forme et l'épaisseur des lambeaux dans la méthode à deux ponts.

3° La reproduction du squelette palatin est une pure hypothèse.

V.

A. — *Opération de Jeanne D....., 19 juin.*

La malade étant disposée convenablement, la bouche largement ouverte, la tête renversée en arrière et fixée par un aide :

1° Avivement des bords de la fistule avec un bistouri ordinaire ;

2° Le long du bord alvéolaire des maxillaires, incision jusqu'à l'os de la muqueuse palatine, suivant une ligne légèrement courbe dépassant en avant et en arrière d'un centimètre le diamètre antéro-postérieur de la perforation ;

3° Décollement des lambeaux de dehors en dedans avec une rugine en langue de carpe. Ce temps de l'opération est difficile au voisinage de la perforation à cause de la cicatrice de l'opération précédente ;

4° Réunion par quatre points de suture entrecoupée. Fils de soie très-fins placés avec une aiguille courbe montée sur un porte-aiguille ordinaire. Ils sont fixés au moyen du nœud de Fergusson.

Hémorrhagie peu abondante. Cette circonstance heureuse tient sans doute au tissu de cicatrice que les lambeaux renferment en assez grande quantité.

Gargarismes froids pendant l'opération.

Un gâteau de charpie est placé sur la plaie et maintenu

au moyen de l'appareil de M. Barrier pour la cautérisation des polypes naso-pharyngiens.

L'opération a duré trente-cinq minutes, le pansement compris.

Suites de l'opération très-simples. — Le lendemain de l'opération on enlève l'appareil qui fixe le pansement. — Réunion immédiate. — *Le 23 juin* on détache les fils qui n'exercent plus aucune constriction. — *Le 5 juillet*, la malade quitte l'hôpital. La voix s'est avantageusement modifiée; elle reste cependant toujours un peu nasonnée. La déglutition est régulière. La cicatrice est solide, quoique encore dépressible au centre.

B. — *Opération de Victorine P.....*

Sous l'influence de l'iodure de potassium, l'état local s'amende lentement. La gomme palatine disparait au bout de douze jours; mais la suppuration continue à être abondante au niveau de la fistule. A deux reprises, il se sépare de petits fragments osseux que la malade expulse en se mouchant.

Grâce aux cautérisations au nitrate d'argent, la fissure se cicatrise; des bourgeons périostiques s'affaissent, et la cicatrice devient linéaire. La fistule toutefois n'est pas sensiblement modifiée par ce moyen.

Au commencement de septembre, la suppuration diminue; le stylet, porté dans les fosses nasales sur le point où l'on rencontrait avant l'élimination des séquestres un os dénudé, le stylet ne découvre plus de surface osseuse nécrosée.

L'insuffisance de la cautérisation au nitrate d'argent, la diminution de la suppuration, l'élimination de deux séquestres, la cicatrisation de la lèvre droite de la fistule, les instances de la malade lassée de ne voir survenir que des changements peu notables dans le mal, tout ceci décide à recourir à une anaplastie palatine.

Le 16 septembre, la malade étant assise, la tête renversée et fixée sur la poitrine d'un aide, la cavité buccale bien éclairée, on procède à l'opération.

1º Avivement à l'aide du bistouri d'Antoine Dubois sur tout le pourtour de la fistule et dans une étendue de 3 à 4 millimètres. Cette partie de l'opération est rendue difficile par une arête osseuse de l'extrémité postérieure de la fistule, arête osseuse qui gêne la marche du bistouri.

2º Incisions externes parallèles aux bords alvéolaires.

3° Décollement des lambeaux à l'aide d'une rugine ayant la forme d'une langue de carpe légèrement recourbée.

Le lambeau gauche est décollé le premier. Le lambeau droit est également séparé du plan osseux, mais avec plus de ménagement, de façon à ne point le déchirer au point ou se trouvait la fissure muqueuse. Ces lambeaux ont 12 millimètres de largeur.

Les incisions et les décollements sont accompagnés d'une hémorrhagie fort abondante qui cède à l'usage combiné de l'eau glacée et de l'eau de Pagliari.

4° Passage des points de suture, une fois l'hémostase achevée. Cinq fils de soie très fins sont passés d'avant en arrière, et à peu près à 5 millimètres d'intervalle.

Constriction des fils à l'aide du nœud de Fergusson. Le rapprochement des lambeaux s'effectue sans difficulté.

Plaie complètement sèche à la fin de l'opération.

Suites très-simples. — *17 septembre.* — Bon état de la suture qui est recouverte d'une mince couche de mucosité. Un peu de suppuration au niveau de l'incision externe du côté gauche; les lèvres de l'incision droite sont recollées et leur cicatrice déjà presque linéaire.

19 *septembre*. — L'adhésion est solide et complète. Les points de suture sont ébranlés; on les enlève.

23 *septembre*. — Cicatrice nette et résistante sur toute l'étendue de la suture. Un raphé peu accusé marque seul la position de la fistule. La mastication, l'insalivation et la déglutition sont revenues à l'état normal. La voix reste encore un peu nasonnée.

Exeat.

VI. — TUMEURS DU TESTICULE.

PREMIÈRE PARTIE.

Symptomatologie et diagnostic différentiel. — Kystes, cancer et tubercule.
Tableau de diagnostic.

Messieurs,

J'aborde aujourd'hui un des chapitres les plus ardus et les plus utiles à connaître de la clinique et de la pathologie chirurgicale. Aucun sujet peut-être n'a donné lieu à autant de dissidences et de discussions au lit des malades, que les tumeurs du testicule ; aucune classe de néoplasmes, assurément, n'a prêté à un plus grand nombre d'erreurs de diagnostic. Ces tumeurs prennent donc un rang à part dans la clinique par la difficulté de leur étude, et c'est avec empressement que je saisis l'occasion que m'offre à cette heure le service, d'en examiner quelques-unes des plus intéressantes.

I.

A. — Le premier malade sur lequel je désire fixer votre attention, est un garçon de 27 ans, d'une bonne constitution, qui porte depuis *sept mois* une *tumeur du côté droit du scrotum*. La marche du mal a été lente, mais progressive. Dans ces derniers temps seulement, elle a été plus rapide. Jamais la tumeur n'a gêné autrement que par son volume. L'étiologie en est des plus obscures.

État actuel. — Aujourd'hui, on constate les *symptômes anatomiques* suivants : Tumeur volumineuse, bien limitée, tout à fait irréductible et indépendante de l'anneau inguinal dont on l'isole avec la plus grande facilité. Forme ovoïde, à grosse extrémité tournée en bas, à petite extrémité tournée en haut, consistance variable ; fluctuante en avant, solide en arrière.

La surface n'en est point uniforme. Elle présente quelques légères bosselures, plus molles que le reste de la masse.

Le poids n'offre rien de particulier ; il paraît toutefois moins considérable que celui de la plupart des tumeurs solides des bourses.

L'examen à la lumière artificielle permet de constater, sans trop de difficulté, de la transparence en avant et en bas, dans une assez grande étendue.

La peau du scrotum est amincie et présente un léger degré de phlébectasie; elle n'est cependant point altérée dans sa structure, et c'est facilement qu'on peut la déplacer sur les parties sous-jacentes.

Les dimensions exactes sont :

Grand axe, 16 centimètres; petit axe, 9 centimètres; circonférence, suivant le diamètre le plus étendu, 27 centimètres, et au niveau du pédicule, 16 centimètres.

Rien dans le canal déférent, rien dans le cordon, rien enfin ni dans le pli de l'aine, ni dans la fosse iliaque, ni à a région lombaire.

Comme *symptomatologie physiologique*, j'ai peu de chose à ajouter. La tumeur a toujours été et reste encore aujourd'hui indolente. Les froissements, les coups légers n'amènent qu'une sensation peu douloureuse. A la palpation, avec quelque soin qu'on la pratique, il est impossible de faire naître la sensibilité spéciale que possède à l'état normal la glande spermatique.

L'*état général* est excellent; il n'a subi aucune atteinte, même depuis la marche plus rapide de la tumeur.

Ce cortége de symptômes ne permettant pas d'arriver à un diagnostic certain, nous avons dû avoir recours à un moyen toujours précieux dans le diagnostic différentiel des tumeurs, la *ponction exploratrice*.

Un trocart capillaire, enfoncé de 12 millimètres à la partie antérieure de la tumeur, n'a amené que quelques grammes d'une sérosité incolore, sans que la tumeur diminuât d'une manière notable. La canule poussée plus loin, dans la partie solide, a donné passage à un peu de sang.

En face de ces données symptomatologiques, aidées d'une ponction exploratrice, on éprouve un embarras réel pour poser sur cette tumeur un diagnostic net et précis. La meilleure manière d'aborder le problème est d'éliminer tout de suite les tumeurs si nombreuses qui, par des signes évidents, sortent du cadre auquel doit appartenir celle qui nous occupe.

Ainsi, il suffit de se remémorer la marche du mal, l'indolence absolue du néoplasme, pour rejeter immédiatement toutes les tumeurs constituées par une phlegmasie du testicule et de l'épididyme : épididymite et orchite aiguës ou subaiguës, etc., etc.

Ces tumeurs, une fois éliminées, la difficulté n'en reste pas moins très-grande. N'aurions-nous pas affaire à une tumeur liquide développée aux dépens de la vaginale? *Serait-ce une hydrocèle ?* Évidemment non.—Cette tumeur n'est transparente que dans une portion limitée de son étendue ; à la ponction elle n'a donné qu'une quantité insignifiante de sérosité qui n'a amené dans la masse qu'un retrait insensible, tandis que l'hydropisie vaginale disparaît complètement par la ponction, laissant à découvert un testicule le plus souvent atrophié ; quelquefois, au contraire, plus volumineux, mais donnant finalement à la pression la sensation qui lui est spéciale. *Serait-ce une hématocèle ?* Pas davantage. — L'uniformité de la tumeur hématique, son absence de besselures, le liquide sanguin qu'elle donne à la ponction, l'intégrité relative de la glande spermatique, l'étiologie la plus commune enfin de ce genre de tumeurs, doivent faire rejeter bien loin une pareille hypothèse.

Passons donc aux tumeurs solides. Il est inutile de mettre en ligne le testicule syphilitique, l'orchite chronique, ou l'orchite tuberculeuse ; le volume énorme de la tumeur, aussi bien que les résultats de la ponction, sans compter une multitude d'autres signes plus spéciaux, sont à eux seuls suffisants pour éloigner de votre esprit l'idée même de ce diagnostic.

Nous arrivons, par voie d'exclusion, au *cancer du testicule* et à la *maladie kystique* de cet organe. Ici, le choix est plus difficile.

Ces deux affections ont des points de contact nombreux qu'on ne peut méconnaître, mais ils présentent aussi des différences importantes qui, je l'espère, vont suffire à nous éclairer.

En faveur du cancer, notre malade n'offre guère que le volume, le poids, l'absence de sensation testiculaire, et les bosselures, encore ces dernières sont-elles très-peu accusées.

Contre le cancer, nous pouvons invoquer : 1° *la marche lente de la tumeur*; au bout de sept mois, ni l'état général, ni les ganglions ne sont influencés; le mal a une existence exclusivement locale. Le carcinome testiculaire ne met pas même ce temps-là pour agir sur le système ganglionnaire, comme tout à l'heure, un autre de nos malades vous en donnera un triste exemple; 2° *le résultat fourni par la ponction* : le sarcocèle donne du sang; il ne donne pas de sérosité incolore; 3° *la transparence d'une portion du néoplasme*.

C'est donc, selon toute probabilité, une *maladie kystique du testicule* que présente notre malade. Voilà, du moins, à quelle conclusion nous sommes amenés par la discussion à laquelle nous venons de nous livrer.

Toutefois, Messieurs, il ne suffit pas d'arriver, par une élimination mathématique, à une solution de diagnostic; on ne doit pas se contenter des signes négatifs; les problèmes de clinique sont trop complexes pour négliger aucune donnée; et comme preuve du résultat obtenu, nous devons examiner si les symptômes attribués à la maladie kystique sont bien réellement ceux offerts par notre malade.

Ces symptômes sont, par ordre d'importance : *la lenteur de la marche et l'indolence ; l'existence simultanée d'une hydrocèle*, ce qui explique la fréquence de la transparence à la partie antérieure de la tumeur (c'est ici le cas) ; *le peu de saillie des bosselures, la dureté de la tumeur, la quantité minime de sérosité fournie par la ponction* ; enfin, dans la plupart des cas du moins, *l'absence de propagation aux ganglions et aux téguments*. Cette énumération est donc tout à fait favorable à notre diagnostic ; aussi, quelques réserves à part, dirai-je : *maladie kystique du testicule, avec hydrocèle vaginale concomitante*.

B. — A quelques lits de ce premier malade, couché au n° 36, se trouve un jeune homme de 28 ans, également entré dans le service pour une tumeur scrotale, siégeant du côté droit. Le *début* de la maladie remonte à *quatre ans*. A cette époque, tuméfaction lente du testicule, indolence complète, même pendant la marche, si ce n'est toutefois depuis cinq mois.

L'accroissement n'a pas été plus rapide dans ces derniers temps.

État actuel. — Cette tumeur frappe tout d'abord par son volume, qui égale celui de la tête d'un enfant de 6 à 8 ans.

Elle est piriforme, à grand diamètre vertical; la surface en est inégale et un peu bosselée. A la palpation, on reconnaît une consistance variable. Dure à la périphérie et à la partie postérieure, cette masse offre, au contraire, au centre, une sorte de fluctuation profonde et obscure. Le tégument est lisse, distendu et sillonné de veines variqueuses: il n'a point encore contracté d'adhérence avec la tumeur. Qu'est devenu le testicule au milieu de cette masse? Une pression un peu forte, exercée en arrière, fait naître, dans un point très-limité, une sensation douloureuse qui n'a, au reste, avec la sensibilité de la glande spermatique, qu'une analogie éloignée.

Le poids est relativement considérable. — Pas de transparence.

Cette tumeur remonte jusqu'à l'anneau, dont elle ne se délimite pas très-exactement. Le cordon spermatique est le siége d'un léger empâtement, et l'on trouve enfin dans la fosse iliaque un ganglion de petit volume.

Les douleurs ont redoublé depuis quelques semaines; elles s'irradient dans le ventre et dans les reins.

L'*état général* est bon. Les forces sont conservées. Les fonctions digestives n'ont subi aucune atteinte.

La veille de l'entrée du malade dans nos salles *la tumeur a été ponctionnée* par un médecin de la ville. La canule du trocart a donné issue à de la *sérosité sanguinolente*.

Tels sont les éléments de ce second problème de diagnostic. Essayons maintenant de le résoudre.

J'ai entendu plusieurs d'entre vous prononcer le mot d'*hématocèle*. Examinons donc quelle est la valeur de ce premier diagnostic. L'hématocèle a deux origines tout à fait différentes; ou elle est *traumatique*, et dans ce cas elle peut être soit *vaginale*, soit *pariétale*, ou bien elle est consécutive à des lésions de la vaginale. Il faut éliminer l'hématocèle traumatique, variété beaucoup plus rare qu'on ne l'a cru longtemps et qui chez notre malade ne saurait exister puisque nous ne trouvons dans les anamnestiques, ni coups, ni chute, ni traumatisme d'aucune sorte.

Ce serait donc plutôt une hématocèle consécutive. — Les conditions de formation de cette dernière espèce de tumeur hématique sont maintenant bien connues grâce aux travaux modernes et en particulier à ceux de M. le professeur Gosselin. Il est surabondamment démontré aujourd'hui que la vaginalite, avec ou sans hydrocèle, est loin d'être un fait pathologique exceptionnel. Les phlegmasies de la séreuse testiculaire ne différant pas de celles des autres séreuses, au moins au point de vue anatomique, ont pour résultat un épaississement de la tunique enflammée et la formation à sa face interne de néo-membranes, qui se vascularisent promptement. Les vaisseaux nouveaux, dont les parois sont peu résistantes, surtout à une période rapprochée de leur début, ainsi que l'ont démontré pour d'autres séreuses en particulier des recherches histologiques récentes, ces vaisseaux se déchirent facilement. Ils se déchirent d'autant mieux ici que les froissements et les contusions légères sont ici, on peut le dire, une habitude de région. De ces déchirures vasculaires résultent des hémorrhagies répétées, dont l'abondance est en rapport avec le nombre des productions plasmatiques et par conséquent avec l'intensité du travail phlegmasique, qui au début a engendré les néo-membranes. Ces dépôts hématiques deviennent à leur tour des agents d'irritation formative; les éléments cellulaires des néo-membranes prolifèrent avec l'activité des tissus embryonnaires. Cette déviation de nutrition, propagée aux couches plus éloignées de la tunique séreuse, envahit les cellules conjonctives du tissu primitif et grâce à cette suractivité néoplasmatique la vaginale s'épaissit, se vascularise, se cloisonne à sa face interne déjà recouverte de bourgeons vasculaires. L'enveloppe normale est ainsi transformée en un tissu fibro-plastique à hypergénèse incessante, à accroissement rapide, souvent à retentissement ganglionnaire, qui, vous le voyez, ne se sépare point du cancer.

Quant au testicule, il ne reste point indifférent à de semblables désordres. Dans l'hématocèle ordinaire, dont la date n'est pas toutefois très-ancienne, vous le trouvez atrophié, son tissu est pâle et décoloré, il est le siége d'une anémie sur laquelle M. le professeur Gosselin a justement insisté.

Chez le malade que nous examinons il y a incontestablement des symptômes d'hématocèle. Ainsi la tumeur est peu bosselée, opaque, fluctuante en un point, sensible en arrière, à sérosité sanguinolente par la ponction, à début éloigné, etc., etc.; toutefois ne présente-t-elle que les signes d'hématocèle ? Je n'hésite pas à répondre non. En effet, cette tumeur a un poids que n'ont pas évidemment les tumeurs liquides du testicule. Si elle présente un point fluctuant, *la plus grande partie de sa masse est solide*; enfin, signe malheureusement trop certain, *le cordon n'est pas sain*, et déjà *dans la fosse iliaque il existe un ganglion compromis.*

Donc, nous avons ici une tumeur mixte qui tient à la fois de l'hématocèle et du sarcocèle, tumeur qui a bien pu à une certaine époque n'être qu'une hématocèle, mais qui assurément a subi à une période plus avancée des modifications nutritives analogues à celles que je vous énumérais tout à l'heure. La tumeur hématique s'est compliquée d'une production autrement redoutable. Elle doit être rangée cliniquement parmi les cancers et sa dénomination exacte est *hémato-sarcocèle.*

C. — Voici encore un jeune homme (22 ans), entré dans notre salle Saint-Philippe, le 29 juillet, pour une tumeur scrotale du côté gauche, qui ne le cède en rien, au moins quant au volume, aux tumeurs précédentes.

Ce malade jouissait d'une bonne santé habituelle, lorsqu'il y a *dix mois seulement* il vit se développer la tumeur actuelle. Cette dernière, d'après son récit, serait survenue brusquement. Une nuit aurait suffi pour qu'elle atteignît le volume d'un poing. Bien que ces renseignements me paraissent mériter peu de créance et qu'ils me laissent complètement incrédule, je vous les transmets cependant, car le malade les donne avec une certaine insistance.

Quoi qu'il en soit, un laps de dix mois a permis au mal d'atteindre les limites qu'il possède aujourd'hui.

État actuel. — Trois choses frappent à l'examen de cette masse pathologique : 1° *le volume* ; 2° *les bosselures* ; 3° *la teinte colorée de la peau.*

La forme en est très-irrégulièrement ovoïde; son poids est considérable eu égard même à son volume. Trois bosselures principales contribuent à son irrégularité : deux à sa partie moyenne, une en dedans, une autre en arrière; une troisième enfin au sommet.

La consistance générale est molle ; les bosselures présentent même une fluctuation des plus évidentes. Cette consistance devient plus ferme dans les espaces interlobulaires. D'une bosselure à l'autre la fluctuation est fort obscure.

La peau scrotale paraît épaissie entre les lobes de la tumeur; elle est au contraire amincie au niveau de ces derniers. Le réseau veineux en est très-développé; elle glisse moins bien qu'à l'état normal.

Quant aux *régions voisines*, elles n'ont point été respectées, malgré le début récent du mal. *Le cordon est dur, sensible au toucher.* Il a au niveau de l'anneau pubien les diamètres du pouce.

En remontant dans l'abdomen et en explorant la fosse iliaque on sent des ganglions volumineux dont la délimitation exacte est difficile dans les parties profondes.

Cette exploration fait immédiatement découvrir *une tumeur dans la moitié gauche de l'abdomen.* Cette tumeur s'efface par la contraction des muscles abdominaux, elle est donc intrà-abdominale. Elle remonte jusque sous les fausses côtes; elle descend jusqu'à la fosse iliaque. Sa consistance est uniformément dure; il n'y a pas de points fluctuants. Est-elle mobile? Jusqu'à un certain point : on peut lui imprimer de légers déplacements.

Quelle est cette tumeur? *La rate n'en serait-elle pas le siège?* Ne serions nous pas ici en présence d'une hypertrophie splénique, indépendante de la tumeur testiculaire. Non évidemment; le malade n'a jamais présenté les accidents de l'intoxication paludéenne, il n'a jamais habité de pays où elle existe, et je dirai mieux, bien que la chose ait paru évidente à plusieurs d'entre vous, cette tumeur abdominale n'a pas son siége dans la rate. Si cela était, la tumeur aurait remonté dans les profondeurs de l'hypocondre et l'on constaterait une matité très-étendue. Loin de là, la matité offerte par la tumeur cesse au niveau des fausses côtes, ainsi que le démontre la percussion. Bien plus, si déprimant méthodiquement les muscles abdominaux, on cherche a pénétrer au-dessous de la paroi thoracique, il devient possible de dépasser la limite supérieure de la tumeur. On sent très-bien qu'elle se termine brusquement à ce niveau. Si cette tumeur était d'origine splénique, on sentirait un plan uniforme dont il serait inutile de chercher à la palpation la limite diaphragmatique.

Ainsi ce n'est point une tumeur de la rate; *cette exclusion me mène à localiser dans les ganglions mésentériques cette masse abdominale*, qui dès lors devient une tumeur liée intimement à celle du scrotum. Le mode de formation de ce néoplasme secondaire est facile à expliquer, c'est par infection successive des ganglions iliaques, lombaires et mésentériques qu'elle a pris naissance.

L'état général est déplorable. Les digestions sont mauvaises. Les forces baissent tous les jours. L'amaigrissement est rapide et déjà vous constatez une teinte subictérique des téguments.

En face de pareils désordres, le diagnostic ne peut être douteux, c'est *un cancer* du testicule et un cancer *encé-*

phaloïde des plus envahissants que présente ce pauvre garçon.

Terminons par l'étude d'un malade qui nous offre un type bien différent de tumeur du testicule.

D. — Il est couché au n° 35 de Saint-Philippe depuis le 11 avril; il est âgé de 45 ans et à part une broncho-pneumonie contractée à l'âge de 17 ans, sa santé est toujours restée bonne.

Le *début* de l'affection qui l'amène dans nos salles remonte à *un an et demi* environ. Il ressentit alors, sans autre cause déterminée qu'un coup de froid, des douleurs vives dans le testicule gauche, qui se tuméfia. Une application de six sangsues fut faite sur le trajet du cordon; le malade garda le repos au lit et au bout de trois semaines tout était rentré dans l'ordre.

Pendant trois mois rien ne rappela l'affection précédente; mais au bout de ce temps le malade en s'asseyant brusquement sur une chaise se froissa le testicule droit, qui à son tour augmenta de volume.

Le gonflement se fit tout d'abord sans douleur. Toutefois au bout de quinze ou vingt jours le mal perdit cette indolence, le testicule était très-sensible; il reprit après quelques semaines son indolence première. Au bout de sept mois survinrent des frissons, de la fièvre et de fortes douleurs dans la glande spermatique. La peau des bourses devint rouge et luisante. *Un abcès se forma*, s'ouvrit, donna issue à une petite quantité de pus et laissa une *fistule persistante* à la partie inférieure et postérieure de l'organe malade.

État actuel. — Maintenant il est facile de se rendre compte par une simple inspection que la tumeur n'est point composée d'un seul et unique élément. Ainsi en arrière existe une masse irrégulièrement allongée, à grand diamètre antéro-postérieur, à surface inégale et bosselée.

En avant se trouve une autre portion arrondie, franchement fluctuante, transparente dans un point de son étendue, qui permet d'arriver sur une partie intermédiaire, molle, ovoïde et aplatie, donnant à la pression la sensation spermatique et qui, par conséquent, ne peut être que le testicule lui-même. Cette sensibilité indique qu'il n'est point encore désorganisé et que jusqu'à présent il s'est tenu en dehors des altérations des parties voisines.

Dans ces derniers jours, et comme pour faciliter le diagnostic, un *second abcès* s'est formé au-dessous du premier. Il s'est ouvert, a donné passage à une petite quantité de pus mal lié, et est resté fistuleux. Des deux fistules actuelles on voit sourdre constamment un pus séreux, teinté de temps à autre de stries sanguines.

La portion épididymaire de la tumeur, celle qui en constitue la majeure partie, n'est pas nettement délimitée du cordon. Ce dernier, dans un espace de quatre centimètres, est le siége d'un empâtement qui masque la consistance des éléments qui le composent. Le cordon comme l'épididyme sont sensibles à la pression.

L'état général est bon. Jusqu'à présent, à part les phénomènes du début, le mal est resté local. Les fonctions digestives s'exécutent bien ; l'appétit est conservé.

Le malade n'a pas maigri, et chose importante à noter : *du côté du parenchyme pulmonaire la percussion et l'auscultation les plus minutieuses ne révèlent aucun symptôme de tuberculose.*

Quelle interprétation diagnostique donner à cette nouvelle tumeur? L'embarras ne peut être de longue durée. *La marche du mal qui débute et se limite à l'épididyme ; les bosselures dont ce dernier est le siége ; les deux abcès qui se sont formés à des époques différentes ; la situation des fistules laissées à leur suite ; l'altération du canal déférent* trahie par l'empâtement du cordon, disent assez que nous nous trouvons en face d'une de ces tumeurs que les chirurgiens sont convenus d'appeler *épididymite tuberculeuse.*

La fluctuation à la partie antérieure de la tumeur, en avant du testicule, la transparence à ce niveau permettent d'ajouter

un nouvel élément au diagnostic, qui doit être formulé :
épididymite tuberculeuse avec hydrocèle vaginale.

II.

DIAGNOSTIC DIFFÉRENTIEL DES TUMEURS DU TESTICULE.

Hydrocèle vaginale. — Tumeur lisse, légère, le plus fréquemment détachée de l'anneau, irréductible fluctuante, transparente, mate à la percussion, indolente. — Testicule situé le plus souvent en arrière.

Hématocèle. — Mêmes signes. — Pas de transparence. — Ponction exploratrice : liquide hématique. — Pointe de l'instrument libre.

Hydrocèle spermatique. — Signes de l'hydrocèle vaginale. — Peu ou pas de transparence. — Testicule *proéminent* presque *libre*.

Entérocèle irréductible. — Réductible à une certaine époque. — Volume variable. — Douleurs. — Coliques. — Gargouillement. — Sonorité. — Tumeur attenante à l'anneau.

Cancer. — Tumeur unilatérale, lourde, bosselée, fréquemment détachée de l'anneau, irréductible, non-

transparente. — Fluctuation plus ou moins imparfaite.
— Peau colorée. — Testicule non perceptible. — Marche rapide. — Sang par ponction exploratrice. — Instrument immobile.

Maladie kystique. — Tumeur lourde, peu bosselée, irréductible, plus ou moins fluctuante. — Testicule non perceptible. — Marche lente. — Fréquemment opacité en arrière, transparence en-avant. — Par ponction exploratrice : sérosité variable.

Testicule syphilitique. — Tumeur dure, lisse, peu volumineuse, comprenant testicule et épididyme, fréquemment double. — Diathèse.

Épididymite. — Epididyme dur, plus ou moins sensible, bosselé, volumineux, en croissant, en arrière du testicule. — Testicule le plus fréquemment normal. — Peu ou pas d'hydrocèle. — Ecoulement uréthral.

Testicule tuberculeux. — (D'abord). — Epididyme dur, bosselé. — Abcès multipliés. — Fistules persistantes. — Fréquemment cordon moniliforme. — Testicule souple en avant.

(Plus tard). — Testicule dur, bosselé, siége d'abcès et de fistules. — Cordon volumineux, engorgé.

Orchite chronique (très-rare). — Fréquemment cause traumatique. — Tuméfaction du testicule et de l'épididyme. — Douleur plus ou moins vive, spontanée ou par pression. — Diagnostic par exclusion. — Fréquemment confondue avec l'affection tuberculeuse.

VI. — TUMEURS DU TESTICULE.

DEUXIÈME PARTIE.

Pronostic et thérapeutique. — Traitement chirurgical de la maladie kystique, de l'hémato-sarcocèle et de l'épididymite tuberculeuse. — Décortication et castration. — Leur valeur respective.— Statistique.
Opérations et leurs suites.

I.

Messieurs,

Avant d'aborder la partie thérapeutique de la question, je vais vous dire quelques mots sur le *pronostic des affections testiculaires* que nous examinons.

1° *La maladie kystique* n'est point aussi bénigne que sa dénomination semble l'annoncer. Des chirurgiens du plus grand mérite, A. Cooper et Roux, ont pensé que cette maladie était essentiellement locale et par conséquent bénigne. Toutefois Roux ne put partager longtemps cette illusion. En 1837, il pratiqua la castration pour une tumeur kystique. Après l'examen de la pièce, il annonça que la masse enlevée était de nature bénigne et qu'on ne devait avoir aucune appréhension pour la récidive. Malheureusement l'événement ne justifia pas l'optimimisme du célèbre chirurgien et quelques mois après des tumeurs secondaires se développaient dans le ventre et emportaient le malade.

Curling nous paraît mieux avisé en admettant deux formes dans la tumeur kystique du testicule : l'une bénigne, l'autre maligne ; cette dernière étant de beaucoup la plus rare.

A quoi tiennent ces divergences si radicales en apparence? Selon nous, à plusieurs causes. Il faut dire tout d'abord qu'on a englobé sous la dénomination de tumeurs kystiques, bon nombre de tumeurs qui, assurément, se fussent trouvées bien mieux dans la classe des carcinomes. Cette confusion commise pour d'autres tumeurs glandulaires, était presque inévitable à cause de la difficulté inhérente à l'étude anatomique des néoplasies testiculaires. Aujourd'hui encore, que, grâce surtout au zèle des anatomo-pathologistes, la lumière s'est faite, la délimitation exacte de ces deux affections est souvent impossible.

En effet, il ne saurait en être autrement et les idées que

bien des fois déjà j'ai eu l'occasion de vous exposer sur la manière d'être des processus pathologiques trouvent ici leur place. *Toute déviation organique est un grand pas fait vers une déviation organique plus grave.* Je vous l'ai prouvé dans mainte occasion et tout à l'heure je vous citerai un nouveau fait bien propre à vous démontrer la vérité de cette assertion.

Les tumeurs les plus renommées par leur innocuité subissent presque fatalement cette loi lorsqu'elles sont soumises à des irritations répétées, quelle que soit la nature de ces irritations. Elles la subissent d'autant mieux que leur trame est plus disposée aux hypergénèses par la nature des éléments, par leur arrangement anatomique, par leur texture vasculaire.

A la tête de celles-ci vous devez placer les tumeurs glandulaires. Rien ne leur manque pour ces métamorphoses néoplasmatiques : éléments épithéliaux, tissu connectif, vaisseaux abondants. C'est plus qu'il en faut pour faire du cancer.

Ainsi, à une première période vous aurez un tissu nouveau dont les éléments s'éloignent peu de ceux qui composent le tissu générateur. A mesure que le premier augmente le dernier disparaît graduellement ; les éléments qui sont toujours soumis à la même cause irritative continuent à proliférer ; mais plus cette prolifération est active et plus ces éléments s'écartent de la forme primitive ; ils perdent d'autant mieux leurs propriétés organiques normales qu'ils n'ont pas de but biologique déterminé. On arrive ainsi par transitions insensibles à avoir des tissus hétérologues dont la malignité n'est que trop éprouvée. Plus le tissu s'éloigne du type primitif plus le pronostic est grave; il le deviendra par conséquent davantage si l'hétérologie se complique d'hétérotopie.

C'est au reste ce que vient corroborer l'examen des faits. M. Danvé a trouvé que presque constamment les tumeurs kystiques de nature bénigne n'offraient pas de cartilage dans leur trame (*Mém. de la Soc. chirurg.* Tome VI, p. 296.) et M. Conche a établi par des chiffres précis qu'après l'ablation des tumeurs kysto-enchondromateuses, la récidive était plus rapide. (*Mém. sur la mal. kyst. du testic.*, 1865.)

Il résulte de tout ceci que les tumeurs kystiques du testicule, de même que les adénômes mammaires peuvent par les progrès du processus irritatif devenir des néoplasmes envahissants et dangereux pour l'organisme tout entier.

La conduite du chirurgien est dès lors bien tracée. Toute temporisation serait inutile et nuisible, et par temporisation j'entends l'application de moyens médicaux dont l'inefficacité s'affirme davantage tous les jours. *La seule ressource efficace est la castration.*

2° Il faudrait être bien optimiste pour se faire illusion sur la valeur pronostique de l'hémato-sarcocèle que je vous montrais tout à l'heure. Le commencement d'altération du cordon, la présence d'un ganglion, encore peu volumineux, il est vrai, dans la fosse iliaque, sont des signes éloquents dont il faut tenir grand compte.

Quel parti devons-nous prendre ? Nous abstenir ? je ne le crois pas, le ganglion iliaque est peu volumineux, il est de date récente et ne me semble pas suffisant pour refuser au pauvre malade la seule chance de salut qui lui reste. *Ici encore c'est à la castration que nous devons donner la préférence.*

Dans l'hémato-sarcocèle, il ne peut y avoir de doute, c'est à l'ablation complète de la tumeur qu'il faut avoir recours. En est-il de même dans les hématocèles anciennes avec sclérose avancée de la vaginale ?

La question est plus délicate à résoudre qu'il ne semble au premier abord. L'*injection et l'incision* ne peuvent dans ces cas entrer en ligne de compte ; mais cette proscription doit-elle s'étendre à *la décortication*, opération qui a joui de quelque faveur grâce au savant patronage de M. le professeur Gosselin ?

Je n'hésite pas, et ma pratique m'y autorise, je n'hésite pas à me déclarer peu partisan de cette opération dans les cas indiqués, c'est-à-dire pour les hématocèles de date ancienne avec sclérose de la tunique testiculaire. Indépendamment de l'hémorrhagie toujours abondante dont elle s'accompagne, elle est souvent rendue très-difficile par les cloisons nombreuses qui unissent les deux feuillets de la séreuse. Son seul avantage est d'épargner le testicule ; avantage lui-même illusoire, car la glande spermatique est anémiée, privée de ses attributs physiologiques, et aucun fait n'est venu prouver qu'elle les recouvrit après la cicatrisation de la plaie opératoire.

La décortication n'a point trouvé faveur au sein de la Société de chirurgie lors d'un récent débat sur les tumeurs du testicule. M. Verneuil la place comme gravité au rang de la castration elle-même. M. Demarquay la proscrit complètement, non toutefois sans raison : dans trois cas l'opération a eu une terminaison fatale, deux fois par hémorrhagie, une fois par infection purulente. Enfin, s'il faut croire les révélations de M. Panas, MM. Nélaton, Denonvilliers, ne seraient rien moins que favorables à cette opération, et M. Gosselin lui-même, malgré sa tendresse paternelle pour la méthode, aurait avoué plus d'un insuccès, voire plus d'un cas de mort (*Soc. de chir.* 8 septembre 1866.)

Le plus grand tort de la décortication est de laisser au fond de la plaie un tissu très-vasculaire, déjà disposé aux transformations néoplasmatiques et d'exposer le malade à leurs terribles conséquences. Ces craintes ne sont que trop fondées et l'observation suivante tirée de ma pratique est d'une signification qui se passe de tout commentaire.

Hématocèle avec sclérose de la vaginale. — Décortication. — Guérison temporaire. — Dégénérescence locale. — Généralisation cancéreuse. — Mort.

M. P..., âgé de 27 ans, d'un tempérament lymphatique, d'une constitution délicate, a vu, depuis un temps difficile à préciser, les bourses devenir le siége d'une tumeur localisée à droite, graduellement croissante, plus gênante par son poids et son volume que par les sensations qu'elle occasionne.

Cette tumeur est pyriforme, à grosse extrémité inférieure, voisine de l'anneau inguinal par son extrémité allongée; elle est lisse, uniforme, mobile sous le scrotum qui est parfaitement sain. — La consistance en est molle, semi-fluctuante, sensiblement égale en tous les points. Pas de douleur à la pression. Le cordon est sain; point d'engorgement à l'aine ni dans la fosse iliaque. — Ponction exploratrice donnant issue à de la sérosité fortement sanguinolente.

8 mars 1860, ablation de l'hématocèle par *décortication*, trois jours après la ponction exploratrice.

Incision longitudinale du scrotum et des couches sous-jacentes; incision des parois de l'hématocèle, avec lenteur pour ne point léser le testicule s'il était en avant. Décortication pratiquée tantôt avec des pinces, tantôt par dissection, pour arriver sur le testicule et l'isoler des pseudomembranes. — L'organe se trouve en arrière, intimement uni aux tissus pathologiques, si bien qu'on ne peut l'en séparer qu'à l'aide du bistouri, et non sans y laisser des fragments de la tunique altérée. — Ce testicule ainsi débarrassé se reconnaît à sa continuité parfaite avec le cordon, à sa souplesse, à sa forme elliptique ; mais il est aplati et réduit à la moitié au moins du volume normal.

L'opération est terminée sans obstacle, et une fois l'hémostase complète, la plaie est réunie par première intention.

Anatomie pathologique. — Enveloppe membraneuse d'un centimètre d'épaisseur environ, lisse à l'extérieur, inégale, tomenteuse en dedans, avec coloration rougeâtre et arborisations vasculaires inégalement réparties. Texture fibroïde permettant de dissocier cette membrane en lamelles et en filaments. Contenu hématique composé de caillots sanguins et de sérosité rougeâtre.

Suites simples. — Réunion immédiate sur la plus grande étendue de la plaie. Réaction fébrile très-modérée.

Quinze jours après l'opération (24 mars), M. P... est en assez bon état pour retourner chez lui. La plaie est réduit à une petite surface suppurante; mais déjà, à ce moment, on conçoit quelques inquiétudes sur les conséquences ultérieures de la maladie, à raison d'un bourgeon charnu un peu dur, exubérant, qui persiste et grandit malgré des cautérisations répétées avec la pierre infernale.

Le 24 avril 1860, M. P... revient dans un état fâcheux. Les bourses sont envahies par un champignon fongueux, vasculaire, plus gros que le poing. En même temps, engorgement du cordon, tuméfaction ganglionnaire inguinale, masse dure lobulée dans la fosse iliaque, épanchement séreux dans le péritoine.

Quatre cautérisations avec le chlorure de zinc restent sans effet sur la masse fongueuse. L'ascite devient considérable, les forces s'épuisent et le malade succombe le 27 juillet 1860, quatre mois et demi après l'opération, avec tous les caractères de la cachexie cancéreuse.

3° La chirurgie nous laisse complètement désarmés en face des épouvantables désordres que vous avez constatés chez notre malade affecté de cancer. L'étendue de la lésion et l'état cachectique font un impérieux devoir de l'abstention.

4° Il n'en est heureusement pas de même pour notre dernier malade, affecté d'*épididymite tuberculeuse*. *Le bon état général, l'absence souvent et minutieusement constatée de tuberculose pulmonaire et abdominale, la nécessité de sous-*

traire au plus vite un organisme sain à une cause active de débilitation (suppuration), l'inutilité d'une glande privée de son conduit excréteur, et qui tôt ou tard doit se prendre, sont autant de raisons qui militent en faveur de la castration.

II.

Je dois maintenant vous édifier sur les difficultés et les inconvénients de la *castration*; sur ses accidents immédiats et consécutifs, sur ses résultats.

La castration comprend trois temps : *l'incision de la peau, la dissection de la tumeur, la section du cordon et la réunion des parties divisées.*

Les deux premiers temps sont d'une exécution facile et rapide, surtout si on emploie le procédé de Dupuytren. Leur danger principal est la lésion des corps caverneux de la cloison et de l'artère qui y circule, encore cet écueil est-il commode à éviter.

Le troisième temps a une bien autre importance.

Trois artères principales prennent part à la nutrition du cordon : *l'artère spermatique* (branche de l'orte), *l'artère déférente* (branche des vésicales), *l'artère crémastérique* (branche de l'épigastrique). — La crémastérique est située en avant, la spermatique au centre du cordon, la déférente en arrière, accolée au canal déférent.

Ces trois artères, dont une seule, la spermatique, mérite sérieusement l'attention à l'état normal, prennent toutes, par les conditions pathologiques que leur créent les tumeurs du testicule, un développement considérable. Non-seulement elles augmentent de calibre, mais leurs anastomoses, subissant les mêmes influences, se dilatent. Le cordon forme bientôt un milieu des plus vasculaires, c'est-à-dire des mieux organisés pour la production des hémorrhagies. Aussi, est-ce cet accident que de tout temps les chirurgiens se sont attachés à prévenir.

Ici, comme ailleurs, les procédés n'ont pas manqué, et la castration permet une fois de plus d'admirer la fécondité d'imagination des chirurgiens de toutes les époques. Je n'ai pas mission de vous faire l'historique de la question, cependant il n'est point inutile de juger en peu de mots et les moyens essayés et les résultats obtenus.

Trois méthodes principales s'offrent aujourd'hui, revendiquant les meilleures conditions d'hémostase possibles : la plus ancienne est la *ligature en masse du cordon*; la seconde, *la ligature méthodique des artères funiculaires*; la troisième, *l'écrasement linéaire*.

La première peut être exécutée avant ou après la section

du cordon. Celse et Paul d'Egine paraissent en être les inventeurs. Aujourd'hui, *la ligature en masse* est abandonnée par la majorité des chirurgiens. C'était du moins la croyance de M. Verneuil, lorsque deux de ses collègues de la Société de chirurgie, MM. Lefort et Laborie, sont venus le désabuser en confessant qu'ils étaient partisans de la méthode, et que toujours elle leur avait donné des résultets satisfaisants. (*Soc. de chirurg.*, 5 septembre 1866.)

La ligature en masse est cependant passible de sévères reproches. Elle ne tombe qu'avec une désespérante lenteur; l'extrémité sphacélée du cordon qui séjourne dans les profondeurs de la plaie est une cause d'irritation et de suppuration; elle ne met point sûrement à l'abri de l'hémorrhagie. M. Verneuil a vu survenir cet accident à la suite d'une ligature appliquée sur un cordon œdémateux. On comprend au reste fort bien que cet accident se produise dans de semblables conditions de ligature; car, pour avoir une constriction efficace, il est nécessaire de serrer fortement l'agent constricteur, ce qui exige l'emploi d'un gros fil, et chacun sait qu'un gros fil est un mauvais moyen hémostatique. Je ne mets point ici en ligne de compte les accidents nerveux reprochés à la ligature en masse. Ils me paraissent avoir été considérablement surfaits.

Bien préférable, au contraire, est la *ligature méthodique des artères du cordon*, qui compte pour elle les trois grands noms de Dupuytren, de Delpech et de Roux. — Voici comment je la pratique : le cordon étant soulevé entre l'index et le pouce de la main gauche, je coupe lentement, très-lentement, à petits coups, les différentes couches du cordon, liant tous les vaisseaux indistinctement, petits et gros, et jusqu'aux veines spermatiques qui, dépouillées de valvules, sont au point de vue de l'écoulement sanguin aussi à craindre que les artères. En procédant avec cette lenteur et ces ménagements, je fais aisément la part de la rétraction artérielle, trop secondée ici par celle du crémaster, et j'arrive à étreindre tous les vaisseaux qui pourraient fournir des hémorrhagies consécutives.

En agissant ainsi, je n'ai eu à déplorer des hémorrhagies que dans un nombre de cas très-limités, et jamais l'écoulemens sanguin n'a pris des proportions sérieuses, ainsi que vous pourrez vous en convaincre par la statistique que je vous donnerai tout à l'heure.

L'écrasement linéaire n'a pas été appliqué un assez grand nombre de fois comme agent de castration pour qu'on puisse apprécier sa valeur hémostatique. M. Chassaignac en dit merveille, et s'il faut en croire les résultats cités à la Société de chirurgie, ce serait des trois méthodes la meilleure. (*Soc. de chirurg.*, 29 août 1866.)

Mon collègue, M. Valette, a associé la cautérisation à la constriction du cordon. Il réalise cette double indication à l'aide d'une pince porte caustique. Je n'ai aucune expérience personnelle de cette méthode mixte qui paraît un bon moyen d'hémostase.

La réunion des lèvres de la peau scrotale ne doit jamais être complète. Cette adhésion est inutile, surtout dans nos grands hôpitaux où une réunion immédiate totale est un phénomène rare. Elle gêne considérablement dans le cas d'hémorrhagie pour procéder à la recherche du cordon ; elle a ensuite le désavantage de faciliter l'infiltration du sang, versé par les vaisseaux, dans le tissu cellulaire sous-cutané.

Je me suis toujours bien trouvé de ne réunir que la partie supérieure de la plaie et de laisser à l'angle inférieur une mèche de charpie destinée à faciliter l'écoulement de la suppuration profonde quand elle se produit, et l'issue des caillots sanguins dans le cas où l'hémorrhagie, peu abondante, ne nécessite pas une nouvelle intervention.

Quant aux accidents consécutifs à la castration, autre que l'hémorrhagie ; quant aux succès et aux revers de cette opération, vous pourrez en avoir une idée en consultant la statistique suivante, tirée de ma pratique :

STATISTIQUE DE 1852 A 1865 (1).

30 castrations.
    27 unilatérales.
    3 bilatérales.

L'opération a été nécessitée :

18 fois par des cancers.
3 — par des tumeurs fibro-plastiques.
7 — par des tubercules.
2 — par la maladie kystique.

Total.. 30

Sur ces 30 opérés :

26 ont guéri.
4 sont morts.

Total.. 30

---

(1) Il ne s'agit ici que d'une statistique opératoire, et le mot guérison ne peut être pris dans son acception la plus large. L'impossibilité de suivre les malades une fois qu'ils ont quitté les hôpitaux ne permet pas des statistiques complètes et définitives.

Ce que nous disons pour notre statistique des tumeurs du testicule est applicable à celle des tumeurs de la mamelle publiée à la fin du premier fascicule. A défaut de cette explication cette

GUÉRISONS.

16 fois sans accident. — 7 fois réunion immédiate dans la majeure partie de la plaie.
2 érysipèles.
3 hémorrhagies (toutes de peu d'abondance.)
2 abcès du cordon.
1 abcès du cordon et de la paroi abdominale.
1 adénite iliaque légère.

Total.. 26

MORTS.

1 fièvre traumatique.
2 péritonite.
1 Ataxie.
___
4

Ages des malades opérés.

18 — 21 — 22 — 22 — 27 — 27 — 27 — 27 — 28 — 29 — 30 — 31 — 32 — 33 — 36 — 38 — 38 — 39 — 40 — 41 — 42 — 43 — 43 — 43 — 43 — 45 — 50 — 56 — 60 — 64. — Total, 30.

dernière statistique a reçu une interprétation tout à fait inexacte de la part de plusieurs membres de la Société des sciences médicales de Bruxelles, qui a bien voulu attacher une attention flatteuse au premier fascicule de nos cliniques. (1*er juillet* 1867.)

III.

A. — *Opération de la tumeur kystique le 15 avril.*

Éthérisation préalable, — incision elliptique divisant les téguments, qui se rétractent et laissent à découvert la tumeur qu'on énuclée sans difficulté grâce à la pression exercée à sa partie supérieure. — Le cordon isolé, soulevé à l'aide de l'index et du pouce de la main gauche, est sectionné à petits coups. — Sept ligatures. — Réunion incomplète des lèvres de la plaie à l'aide d'une suture à points passés. — Une mèche de coton est introduite dans l'angle inférieur. — Pansement cératé.

Suites très-simples. — 15 avril. — Pas d'hémorrhagie, ni même de suintement sanguin. — Les lèvres de la solution de continuité adhèrent entre elles. Peu de gonflement des bourses.

Peu de fièvre traumatique. Le pouls est modérément accéléré, la peau d'une douce chaleur, la langue blanche, mais humide et rosée sur les bords, le faciès bon.

16 *avril.* — On enlève deux points de suture. La réunion par première intention paraît effectuée sur la presque

totalité de la solution de continuité. Par l'angle inférieur s'écoule un peu de pus mêlé de sang.

Etat général excellent. Fièvre légère.

18 *avril*. — Ablation de deux autres points de suture. La réunion se maintient. Etat général bon.

Les jours suivants la plaie poursuit sans aucune entrave sa marche vers la guérison. A la fin du mois la cicatrisation du petit point suppuré à l'angle supérieur de la plaie était achevée, et le malade, complètement rétabli, pouvait retourner à ses travaux le 5 mai 1864.

Aujourd'hui cet opéré exerce la profession de jardinier dans une maison de santé bien connue de notre ville. Il a donc été possible de le suivre régulièrement depuis la castration et à cette heure encore on peut s'assurer que la guérison s'est parfaitement maintenue.

B. — *Opération de l'hémato-sarcocèle.* — *Le 19 juillet.* — Castration pratiquée comme dans le cas précédent après anesthésie préalable. Hémostase complète à l'aide de cinq ligatures, huit points de suture. Pansement.

Suites simples. — *22 juillet.* — Fièvre modérée. — Pouls à 85. — Légère tension du scrotum. — Un peu de suppuration.

On enlève deux points de suture.

23 juillet. — On enlève les autres points de suture.

Tension du scrotum. — Fièvre légère.

Du 26 au 29 juillet. — Chute des ligatures.

30 juillet. — Les bords de la plaie sont réunis solidement dans presque toute leur étendue, sauf à la partie moyenne, où existe un petit pertuis et tout à fait en bas où la réunion n'a pas été faite à dessein pour permettre au pus de s'écouler.

Peu à peu le scrotum se rétracte, la suppuration diminue; les bourgeons charnus se rapprochent, et la cicatrisation se fait régulièrement.

Le 4 août il ne reste que des bourgeons charnus de petite dimension que l'on réprime à l'aide du nitrate d'argent. La suppuration est tarie. Le malade se lève. L'état général est excellent.

Le 7 *août.* — *Exeat.* — La guérison paraît complète. — Cicatrice régulière, sans noyaux indurés. Le ganglion de la fosse iliaque est resté stationnaire; il a conservé sa même densité. Il est indolore à la pression.

C. — *Opération du testicule tuberculeux le 10 mai.* — Rien de particulier pendant la castration, si ce n'est que le bistouri ouvre la tunique vaginale, d'où s'écoulent trois ou quatre cuillerées de sérosité.

Suites. — *11 mai.* — Douleurs le long du cordon et au niveau de la plaie.

Fièvre assez intense. — Peau sudorale. — Céphalalgie.

12 mai. — Rougeur érysipélateuse des lèvres de la plaie. Léger gonflement.

Pouls à 96, 100. — Quelques envies de vomir.

Lotions au perchlorure de fer.

13 mai. — Même état que la veille. On enlève deux points de suture.

14 mai. — L'érysipèle ne fait pas de progrès. La plaie est béante, sans qu'il y ait un écartement considérable de ses bords.

On enlève les deux derniers points de suture.

15 mai. — Résolution de l'érysipèle. — Chute d'une ligature.

17 mai. — Amélioration notable. — Chute des autres ligatures.

La plaie se cicatrise lentement, mais sans accident.

30 mai. — *Exeat*. — Il ne reste plus qu'un petit trajet fistuleux à la partie inférieure de la plaie.

Six mois après ce malade a été revu. La plaie cette fois était complètement cicatrisée, l'autre glande séminale n'offrait rien de particulier, l'état général ne laissait rien à désirer. Depuis, ce malade a été perdu de vue.

VI. — TUMEURS DU TESTICULE.

TROISIÈME PARTIE.

*Anatomie pathologique des tumeurs opérées.
Kystes et kystogenèse. Hémato-sarcocèle et tubercule.
Cancer généralisé.*

MESSIEURS,

Il est indispensable de nous rendre compte de la structure des tumeurs que vous m'avez vu opérer; l'anatomie pathologique est un complément nécessaire de la clinique; ne soyez donc pas surpris de l'importance que nous donnons constamment dans nos entretiens à ce genre d'étude.

A. — *Anatomie pathologique de la maladie kystique.*

A la surface de la tumeur, on reconnaît la tunique vaginale contenant encore un peu de la sérosité limpide qui la distendait. Présentant les caractères des séreuses, elle est lisse, polie et adhère au dartos et à la tumeur. Au-dessous se trouve le testicule.

Mais ce n'est plus l'organe à forme ovoïde et globuleuse; sous l'influence de la distension considérable qu'il a subie, il s'est étalé en une lame mince qui recouvre la partie postérieure et interne de la tumeur. Si, à l'aide de pinces, on tiraille par parcelle cette couche grisâtre, on arrache des tubes séminifères qui s'allongent sous la traction comme les fils d'une toile d'araignée.

L'épididyme a subi cette même distension et offre cette même disposition en couche.

En divisant par une section perpendiculaire la tumeur en deux moitiés, on trouve l'albuginée épaissie dans certains points, amincie dans d'autres. Son poli nacré, sa disposition, sa structure la font facilement reconnaître.

Sous cette enveloppe se montre la production morbide elle-même dont voici les caractères :

Sa surface de section laisse voir une multitude innombrable de petits kystes arrondis ou ovoïdes, du volume d'un grain de millet à un pois, les uns à demi ouverts, les autres encore intacts.

Chacun est constitué : 1° par une membrane kystique, mince, demi-transparente, séreuse à l'intérieur, tomenteuse à l'extérieur ; 2° par un liquide très-limpide et albumineux renfermé dans l'intérieur de cette membrane ou poche.

Ces kystes ne sont pas tous en contact les uns avec les autres ; ils sont séparés entre eux par une trame fibroïde très-dense qui sert de substratum à toute la masse.

En un point de la tumeur, vous pourrez observer à la vue et sentir du doigt des végétations d'apparence et de dureté cartilagineuse, ici entassées à la manière des rocailles d'une fontaine, et dont le point de départ paraît être la trame fibreuse elle-même.

L'examen microscopique a révélé les éléments suivants dans la constitution de cette production morbide.

A. Dans le liquide des vésicules :

1° Des cellules épithéliales vieillies, ayant déjà subi la régression graisseuse, déformées, irrégulières, à enveloppe mal limitée. Elles n'ont pas de noyau central, ce sont des granulations graisseuses qui les emplissent.

2° Des amas et des plaques d'hématine.

B. Dans la partie cartilagineuse :

Au milieu d'une substance fondamentale grenue, des cavités de forme irrégulière, à bords nettement accusés, contenant dans leur intérieur une cellule ou bien des granulations graisseuses à sa place, en un mot des cellules cartilagineuses véritables.

C. Dans le substratum fibreux :

Des éléments de tissu conjonctif au milieu desquels sont semées quelques fibres de tissu élastique reconnaissables à leurs contours sinueux et à leur teinte accusée (1).

Avec ces notions sur la structure de cette tumeur, nous est-il possible de remonter à l'origine même de son évolution et d'établir quel a dû être son mode pathogénique ?

La réponse à cette question n'est pas un des points les plus faciles de l'étude de la maladie kystique et on peut se faire une idée de la difficulté en envisageant le nombre considérable d'opinions émises sur le sujet.

1° A. Cooper croyait que les tubes séminifères s'oblitéraient sur quelques points de leur parcours, se dilataient

---

(1) Ces détails anatomo-pathololologiques sont tirés d'une leçon publiée par M. Létiévant, dans le *Journal de médecine*, année 1864.

sur d'autres et formaient ainsi les poches kystiques. Il se fondait pour appuyer cette manière de voir sur ce que les kystes ne constituaient pas un système de poches isolées, mais qu'au contraire ils étaient reliés par des prolongements pleins, vestiges des tubes glandulaires.

Cette opinion n'est guère acceptable, attendu qu'on ne rencontre pas de tubes séminifères au sein même de la néoplasie ; ces derniers forment généralement à la périphérie une couche homogène plus ou moins atrophiée, si bien qu'il y a presque indépendance entre les cavités cystoïdes et les tubes séminifères. Sur des tumeurs de date ancienne on peut suivre les différentes périodes atrophiques de ces éléments glandulaires.

2° L'opinion de M. le professeur Robin ne compte que peu d'adhérents, bien qu'elle ait été soutenue avec un talent remarquable par notre savant micrographe. Pour M. Robin le siège du sarcocèle cystique est l'épididyme. (*Arch. gén. de médecine*, 1850.) Sur un grand nombre de pièces pathologiques on a pu constater l'intégrité de l'épididyme, alors que les caractères anatomiques de la maladie cystique étaient évidents. MM. Curling et Lebert, plus tard MM. Trélat, Jouon et Boutin, ont noté cette intégrité de l'épididyme et moi-même ai pu la vérifier dans deux circonstances différentes.

Toutefois il n'est point impossible que dans un certain nombre de cas, sous l'influence de cette tendance envahissante que prennent fréquemment les néoplasmes en apparence les plus bénins, et surtout les néoplasmes cystoïdes du testicule, il n'est point impossible, disons-nous, que l'épididyme soit envahi. C'est à ces cas sans doute qu'il faut rapporter les faits d'A. Cooper et de MM. Robin, Lebert, Cruveilhier, dans lesquels l'épididyme a été trouvé malade. Ces faits eux-mêmes semblent démontrer l'altération consécutive de l'épididyme.

3° Si la disposition des canaux séminifères sous forme de couche périphérique a contribué en grande partie à nous faire rejeter l'opinion d'A. Cooper sur la genèse de la maladie kystique du testicule, elle ne nous permet pas davantage d'accepter l'opinion de M. Jouon qui place dans l'albuginée le point de départ de la néoplasie. Il faut ajouter que l'intégrité de l'albuginée a été directement constatée.

4° Reste maintenant à nous prononcer sur des hypothèses plus acceptables. La première est celle de M. Curling qui place le siége de la maladie dans le *rete testis*. Plus heureux que ses devanciers, il a pu à l'aide du microscope saisir dans un cas le processus kystique. Les conduits dilatés et les kystes contenaient de l'épithélium pavimenteux et une matière granuleuse brune. On ne trouva de spermatozoïdes ni dans les kystes, ni dans les tubes dilatés. L'examen de la pièce montrait bien dans ce fait qu'elle avait été le point de départ de la néoplasie. A la surface de la tumeur on voyait les tubes restés sains formant une courbe périphérique parfaitement indépendante. Ce n'était pas par conséquent les tubes séminifères, ce n'était pas non plus l'épididyme dont l'intégrité était à peu près complète, c'était donc le corps d'Hygmore qui seul devait avoir été primitivement affecté.

Ainsi ce fait anatomo-pathologique est complet et il me semble de nature à entraîner la conviction. *C'est dans le corps d'Hygmore que se développe la maladie kystique.* Préciser le rôle respectif des canaux et du tissu connectif qu'ils traversent me paraît chose bien difficile. Il est incontestable, comme le démontre M. Conche (*Mémoire cité*), que le tissu conjonctif prend une large part au processus néoplasmatique et qu'il est l'agent principal de la formation du stroma fibreux qui accompagne constamment la production kystique. La plus grande part n'en revient pas moins aux canaux eux-mêmes et j'attache à cette opinion une importance d'autant plus grande que la formation des kystes dans le testicule reste ainsi soumise à cette loi pathogénique que j'ai déjà eu l'occasion de vous rappeler à propos des tumeurs de la mamelle, à savoir que dans les glandes les kystes se forment de préférence aux dépens des canaux excréteurs.

5° Néanmoins il paraît prouvé aujourd'hui que la production kystique dans le testicule n'a pas uniquement pour point de départ le corps d'Hygmore. Dans ces derniers temps la science s'est enrichie d'observations qui mettent hors de doute la formation des kystes dans le système lymphatique de la glande spermatique, c'est du moins ce qui ressort des recherches de MM. Ludwig et de Tomsa. Ce fait est du reste confirmé par les travaux de M. Tommasi qui démontrent l'existence de cavités lymphatiques très-nombreuses entre les canalicules séminifères.

B. — *Anatomie pathologique de l'hémato-sarcocèle.* — La tumeur une fois enlevée se présente sous l'aspect d'une masse ovoïde fort dense et d'un poids relativement considérable

Sa *forme* générale, bien que régulière, ne l'est cependant pas autant qu'on aurait pu le croire d'après les examens antérieurs à l'opération. L'épaisseur des couches scrotale et dartoïque masquait de nombreuses irrégularités mamelonnées que la dissection a mises à découvert. De ces saillies les unes sont molles, pâteuses ; les autres ont une densité fibroïde ; les troisièmes enfin sont franchement fluctuantes.

Les enveloppes superficielles du testicule ont conservé leur indépendance, mais elles sont notablement épaissies. Moins tranchée sur le scrotum, cette augmentation en épaisseur devient manifeste sur le dartos, dont les éléments forment une membrane plus apparente que de coutume, remarquable surtout par ses saillies rougeâtres, assez régulièrement dirigées dans le sens longitudinal.

Au-dessous, il est difficile d'isoler nettement d'autres couches. La tunique érythroïde et le crémaster ne sont plus reconnaissables qu'à des faisceaux musculaires décolorés, jetés en sautoir sur la tumeur et tellement clairsemés qu'il faut le secours de la loupe pour les suivre et les isoler.

Dès lors la confusion est complète.

Cellulo-fibreuse, vaginale et albuginée ont disparu et sont remplacées par *une coque* dense, résistante, *d'aspect fibroïde*, formant une poche assez régulièrement ovoïde au sein de laquelle est logée *une substance molle, grenue*, qu'il est facile de dissocier par la simple pression.

Cette coque est d'un blanc nacré sur différents points, rougeâtre et vasculaire sur d'autres. C'est à sa surface qu'appartiennent ces éminences mamelonnées, signalées précédemment et qui contiennent les unes une sérosité roussâtre, les autres, plus nombreuses, des masses d'aspect franchement médullaire çà et là diffluente et sans cohésion.

Si l'on cherche à dissocier cette enveloppe, soit à l'aide des doigts, soit à l'aide de la pince, on voit qu'elle se laisse séparer en lamelles et en feuillets presque concentriques, denses et à reflet mat. Les plus fines de ces lamelles portées entre les deux lames de verre du microscope ne se laissent pas écraser. Elles glissent à mesure que l'on rapproche à l'aide de la pression la petite plaque de la grande.

Ce travail de dilacération met à jour de nouveaux foyers médullaires dont quelques-uns sont marbrés d'îlots jaunâtres. Les foyers ont des diamètres variables : les uns ne dépassent pas les dimensions d'un pois ordinaire, les autres atteignent celles d'une amande de gros volume. Enfin dans les parties profondes de la coque cette substance pulpeuse n'est plus déposée sous forme de foyer; elle revêt l'aspect de couches irrégulières isolant les feuillets les uns des autres.

L'épaisseur de cette coque est variable. En avant et en haut elle mesure $0^m,008^{mm}$; en bas $0^m,04^c$; en arrière $0^m,045^{mm}$; en haut au niveau de l'épididyme $0^m,05^c$.

Ce qui détermine la grande épaisseur en bas et en avant c'est la quantité plus grande d'amas médullaires.

Aucune trace du testicule.

A sa partie supérieure et postérieure, au point le plus épais, on retrouve l'épididyme, très-altéré toutefois. Il constitue une sorte de croissant beaucoup plus volumineux qu'à l'état normal, dont il est impossible, au moins à l'œil nu, de débrouiller la forme canaliculée. Cette portion épididymaire est assez bien séparée du reste de la tumeur par une couche de tissu conjonctif moins dense que celui qui constitue la coque du néoplasme. A sa partie postérieure se voit le canal déférent, qu'on peut isoler dans une étendue de 3 ou 4 centimètres.

A la coupe de cette portion épididymaire, on voit un assez grand nombre de petits îlots mous, irréguliers, d'un gris jaunâtre, dont la faible densité tranche sur la résistance lardacée du tissu qui les environne.

La poche limitée par la coque fibro-plastique est de forme assez régulièrement ovoïde. Son grand diamètre (vertical) mesure 0^m,09^c et son diamètre antéro-postérieur 0^m,078. La face interne en est irrégulière, tomenteuse, recouverte d'une grande quantité de bourgeons très-vasculaires.

Cette poche est remplie par un dépôt fibrineux, à teinte gris rougeâtre uniforme, marbré çà et là d'îlots jaunâtres. Le microscope démontre l'origine hématique de ce magma : il est composé d'un lacis très-fin de fibrilles dans les aréoles duquel sont logés des globules sanguins altérés; sur les points de coloration jaunâtre, comme sur ceux qui présentent moins de cohésion, l'aspect fibrillaire a disparu et on ne trouve plus que des granulations très-fines et fortement réfringentes, de nature graisseuse, et des hématies ratatinées, décolorées, avec un dépôt granuleux au centre. Çà et là des amas amorphes d'hématine et quelques cristaux bien isolés d'hématoïdine.

Quant à la coque, elle est composée par du tissu connectif à faisceaux larges et granuleux, très-riches en noyaux embryo-plastiques et en corps fusiformes. Dans les amas pulpeux c'est la trame vasculaire qui domine, elle sert de stroma à des éléments cellulaires de forme très-irrégulière, à dimension considérable, atteignant jusqu'à $0^{mm},02$. La paroi en est peu accusée, le contenu très-granuleux présente dans la plupart des éléments deux ou trois noyaux arrondis ou ovoïdes, à contour fortement accusé, à un ou deux nucléoles sphériques et très-brillants.

Beaucoup de noyaux libres, beaucoup de graisse soit isolée, soit surtout renfermée dans les éléments cellulaires, qu'une matière amorphe finement granuleuse réunit sur quelques points. Dans les îlots jaunâtres de la portion épididymaire de la tumeur, on trouve des cellules épithéliales en voie de régression graisseuse, de la graisse libre et des éléments sanguins altérés

C. — *Anatomie pathologique du testicule tuberculeux.*

A la partie antérieure de la tumeur se trouve la tunique vaginale incisée pendant l'opération. Le liquide qu'elle contenait était limpide, légèrement teinté en jaune, à reflets miroitants, précipitant abondamment par l'acide nitrique.

Le testicule est moins volumineux qu'à l'état normal, son tissu est plus mou, à teinte anémique.

A la coupe l'épididyme se présente sous la forme d'un tissu grisâtre, dur, lardacé, au milieu duquel on voit un amas jaunâtre, caséeux, du volume d'une noisette, en arrière deux petites cavernes communiquant avec les trajets fistuleux.

Au microscope le tissu du testicule ne présente pas de spermatozoïdes.

Quant à la masse caséeuse elle est composée, en grande partie, de graisse, de cristaux, de cholestérine, d'une matière granuleuse très-fine et fortement réfringente, ainsi que de petits noyaux déformés, renfermant les uns un ou deux nucléoles, mais la plupart des granulations graisseuses abondantes. La zone périphérique de la masse tuberculeuse présente un riche réseau plasmatique.

D. — *Autopsie du malade affecté de cancer du testicule.*

Le malade, qui était déjà très-amaigri au moment où il fut présenté à la clinique, succomba, le 26 septembre, sans avoir présenté dans les derniers temps de sa vie qu'une difficulté assez grande dans la miction. Les douleurs du ventre étaient aussi devenues plus intenses.

Autopsie, 36 heures après la mort. OEdème des membres inférieurs.

Testicule. — D'un volume beaucoup plus considérable encore qu'au moment de l'entrée à l'Hôtel-Dieu. — Bosselures plus accusées. — A la coupe, ces bosselures s'affaissent, laissant écouler un liquide brunâtre très-riche en éléments solides. De pareils foyers hématodes se trouvent en grand nombre dans l'épaisseur de la tumeur.

Dans l'intervalle de ces foyers, tissu d'aspect franchement encéphaloïde, diffluent sur quelques points, présentant sur d'autres une moins faible cohésion.

Le testicule est séparé de l'épididyme par une couche de tissu lardacé, ayant un centimètre d'épaisseur. — L'*épididyme* est transformé en une masse cancéreuse volumineuse à laquelle succède le *cordon* profondément altéré et transformé en une masse moniliforme, dont le renflement le plus considérable atteint les dimensions d'un œuf de poule.

A l'incision de l'*abdomen*, il s'écoule de deux à trois cents grammes d'un liquide brunâtre.

La cavité péritonéale est occupée complètement par une tumeur énorme dont le tissu présente des caractères identiques à celui de la tumeur du testicule; sur les côtés de cette masse se trouvent étalées les anses intestinales qui y adhèrent assez fortement; nulle part cependant il n'y a pénétration de l'intestin par le tissu pathologique. Nulle trace de l'épiploon et du mesentère aux dépens duquel cette tumeur secondaire s'est manifestement développée. Elle est solidement fixée à la colonne vertébrale et à la moitié gauche de la paroi postérieure de l'abdomen. Pour l'enlever on est obligé de mettre a découvert le carré des lombes, le psoas du côté gauche étant transformé en tissu cancéreux.

A la partie postérieure, recouvert par une mince couche de cancer, on trouve le *rein* gauche, plus petit qu'à l'état normal; son tissu est décoloré et présente surtout au niveau de la substance corticale et au-dessous de la capsule connective des foyers cancéreux. Les calices et le bassinet sont complètement oblitérés par des prolongements du néoplasme. L'uretère est détruit et il n'en reste plus qu'un lambeau de trois ou quatre centimètres, très-distendu par un cylindre cancéreux qui l'occupe.

La *veine émulgente* gauche est perforée, sur sa face inférieure, dans une étendue de trois centimètres. Elle loge un véritable thrombus néoplasmatique qui se prolonge jusque dans la *veine cave* où il fait une saillie du volume d'une grosse noisette. Au-dessous de ce bourgeon, s'en trouvent deux autres comme incrustés dans les parois de la veine. Ils ont à peine le volume d'un pois et ne communiquent pas avec la masse principale, à laquelle adhère cependant la paroi veineuse.

Noyaux cancéreux très-multipliés, dans le *foie*, la *rate* et le *poumon*. C'est surtout à la base des poumons que ces noyaux sont plus nombreux. Dans le poumon gauche ils atteignent le volume d'un œuf de pigeon. Les deux sommets renferment des tubercules ramollis.

A la surface de la *colonne lombaire*, sous le périoste, qui est fort épaissi et infiltré de matière cancéreuse, cette dernière est disposée par petites plaques qu'il est facile d'enlever avec le manche du scalpel. — La colonne vertébrale est saine. Des lavages répétés, la macération pendant quelques jours dans de l'eau souvent renouvelée, ne démontrent aucun foyer néoplasmatique.

Rien dans les *centres nerveux*.

La composition de ces différents néoplasmes est la même, qu'on la prenne dans le testicule ou dans un des organes affectés consécutivement. Partout le tissu est constitué par des grandes mailles vasculaires et conjonctives au sein desquelles sont logés des éléments épithéliaux en régression macrocytique et une grande quantité de graisse.

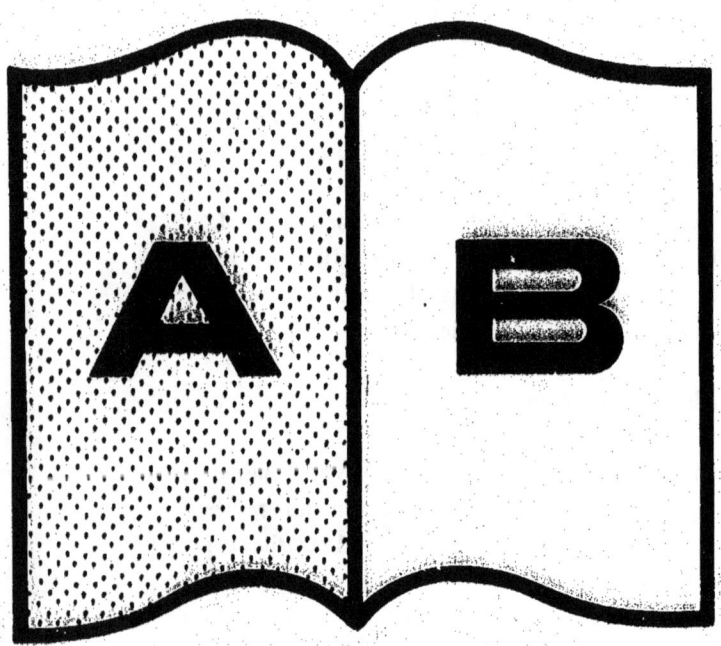

Contraste insuffisant
NF Z 43-120-14

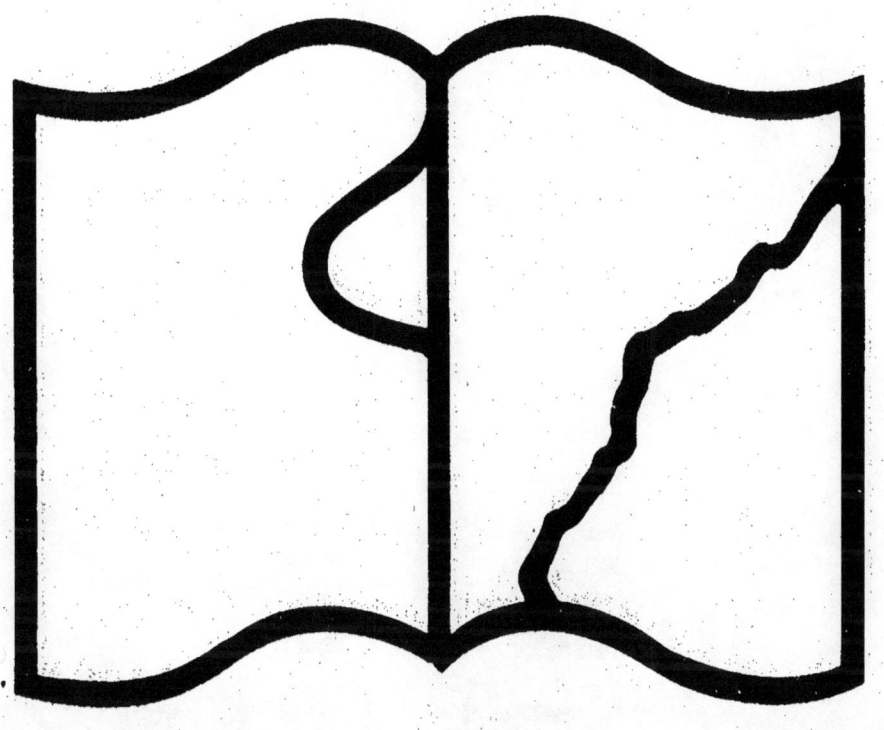

Texte détérioré — reliure défectueuse
NF Z 43-120-11

www.ingramcontent.com/pod-product-compliance
Lightning Source LLC
Chambersburg PA
CBHW060121170426
43198CB00010B/979